Rosemarie Tüpker (Hrsg.)

Konzeptentwicklung musiktherapeutischer Praxis und Forschung

Materialien zur Musiktherapie

herausgegeben von

Rosemarie Tüpker

Institut für Musiktherapie und Morphologie (IMM)
und Institut für Musikpädagogik
der Universität Münster

Band 1

LIT

Rosemarie Tüpker (Hrsg.)

Konzeptentwicklung musiktherapeutischer Praxis und Forschung

LIT

Die Deutsche Bibliothek – CIP-Einheitsaufnahme

Konzeptentwicklung musiktherapeutischer Praxis und Forschung /
Rosemarie Tüpker (Hrsg.) . – Münster : Lit, 1996
  (Materialien zur Musiktherapie ; 1 .)
  ISBN 3-8258-2098-X

NE: GT

© LIT VERLAG
Dieckstr. 73 48145 Münster Tel. 0251–23 50 91 Fax 0251–23 19 72

Inhalt

Vorwort zur Reihe 3

Einleitung 5

ROSEMARIE TÜPKER
Nichts ist ohne Grund.
Musiktherapie bei funktionellen Störungen 8

MARTIN DEUTER
Beziehungsformen in der musiktherapeutischen Arbeit
mit psychotischen Patienten.
"Wo treffen wir uns, wenn wir uns nicht treffen?" 38

SYLVIA KUNKEL
"Sein oder Nicht-Sein"
Musiktherapie mit einem schizophrenen Patienten 61

DIRK BLOTHNER
Psychoanalytische Behandlung und Morphologie.
Behandlung durch Worte: Konzepte führen die Unterhaltung 103

ANKE ESCH / ULRICH WEST
Strukturierungsprozesse in der offenen
musiktherapeutischen Gruppenarbeit 115

FRANK G. GROOTAERS
Grundverhältnisse in Figurationen 128

FRANK G. GROOTAERS / ULRIKE ROSNER
Kunst- und Musiktherapie.
Kombinierte Gruppenpsychotherapie im stationären Aufenthalt 139

Vorwort zur Reihe

Mit den ´Materialien zur Musiktherapie´ soll einer größeren Öffentlichkeit die Weiterführung der bisher nicht über den Buchhandel erhältlichen Materialienhefte des ´Institut zur Morphologie der Musiktherapie´ (IMM) zugänglich gemacht werden. In Unterscheidung zu anderen musiktherapeutischen Reihen ist es dabei das Ziel, musiktherapeutische Beiträge aus den unterschiedlichen Praxisbereichen mit der Stringenz eines gemeinsamen theoretischen Bezugssystems zu verbinden. (Hinweise zu den bisherigen Heften finden sich auf der letzten Seite.)

Durch den Grundgedanken der Morphologischen Musiktherapie, Musik durchgängig als *seelisches* Mittel der Behandlung zu betrachten, deren Gestaltungs- und Umbildungsprozesse es im einzelnen nachzugehen gilt, soll auch die Möglichkeit geschaffen werden, musiktherapeutische Arbeitsweisen über die engeren Fachkreise hinaus all denen verstehbar zu machen, die aus beruflichen oder persönlichen Gründen ein Interesse haben zu erfahren, wie und warum Beziehungen, die von der Musik her gestaltet sind, therapeutisch wirksam werden können.

Der Begriff ´Morphologische Musiktherapie´ meint dabei kein spezielles musiktherapeutisches ´Verfahren´, sondern bezieht sich lediglich auf ein bestimmtes wissenschaftliches Verstehenskonzept - die von Wilhelm Salber und anderen entwickelte Morphologische Psychologie -, welches auch in ganz anderen psychologischen Forschungs- und Praxisbereichen angewandt wird: von der Alltagspsychologie über Kunst und Behandlung bis hin zu Medien, Werbung und Unternehmensberatung. Für diejenigen Leser und Leserinnen, die die bisherigen Entwicklungen dieser Psychologie und ihre Anwendung auf bisherige Veröffentlichungen zu Fragen der musiktherapeutischen Praxis und Forschung nicht mitverfolgt haben, finden sich viele weiterführende Hinweise auf diese psychologischen Grundlagen wie auch auf die Morphologische Musiktherapie in den Literaturverzeichnissen der einzelnen Beiträge.

Die mit diesem Band beginnende Erweiterung der Materialienhefte ergab sich zum einen daraus, daß sich nicht nur der Kreis der InteressentInnen, sondern auch der der (potentiellen) AutorInnen durch die wachsende Zahl der AbsolventInnen der Weiterbildung in Morphologischer Musiktherapie und die personellen Veränderungen des IMM wesentlich erweitert hat. Dadurch ist es vor allem möglich, andere Praxisfelder der Musiktherapie einzubeziehen, die bisher nicht genügend berücksichtigt werden konnten. Zum anderen entspricht es den Entwicklungen der Morphologischen Musiktherapie, daß nach einer

Zeit der Konsolidierung, in der eine gewisse methodische Festlegung und Fokussierung zur Herausbildung einer deutlich erkennbaren Gestalt notwendig war, nun zunehmend auch Übergänge zu anderen Richtungen und verwandten Denk- und Sichtweisen gesucht werden, um notwendige Verwandlungen zuzulassen. Im Hinblick auf den *theoretischen* Bezugsrahmen sollen hier vor allem Übergänge zum psychoanalytischen, gestaltpsychologischen und systemischen Denken eine Rolle spielen, zumal neuere Entwicklungen dieser Richtungen sich ihrerseits oft ´auf die Morphologie zu´ zu bewegen scheinen und manche Grundzüge ihres Denkens immer schon einen bedeutsamen Einfluß sowohl auf die morphologische Theoriebildung als auch auf die musiktherapeutische Praxis hatten. Im Hinblick auf die Behandlungspraxis sollen auch Beiträge anderer künstlerischer Therapieformen Berücksichtigung finden, um auch hier anhand der Übergänge, Gemeinsamkeiten und Unterschiede mehr über die Spezifität des eigenen Vorgehens herausarbeiten zu können.

Nicht zuletzt entstand aufgrund meiner Tätigkeit als Leiterin des Zusatzstudienganges Musiktherapie an der Westfälischen Wilhelms-Universität Münster in mir der Wunsch, auch für besonders gelungene Diplomarbeiten und andere Beiträge ein Veröffentlichungsforum zu schaffen und eine Verbindung zwischen den verschiedenen Institutionen, in denen ich tätig bin, herzustellen. Deshalb erscheint diese Reihe auch für das IMM und das ´Institut für Musikpädagogik der Universität Münster´, an welches der Musiktherapiestudiengang angegliedert ist.

Danken möchte ich den Autorinnen und Autoren dieses Bandes für ihre Beiträge und die notwendige Geduld in der noch ungewohnten Zusammenarbeit, Heidi Buchert für ihre Hilfe bei der Textgestaltung und dem Kampf gegen die Inkompatibilität der verschiedenen Computersysteme und Dr. Michael J. Rainer vom LIT-Verlag, der durch seine freundliche Betreuung und Beratung wesentlich zu dem Übergang von der ´alten´ zur neuen erweiterten Reihe beigetragen hat.

Rosemarie Tüpker
(Herausgeberin)

Einleitung

Rosemarie Tüpker

Die Frage nach dem Stand der Konzeptualisierung musiktherapeutischer Behandlung wird gerade im Zusammenhang der nach wie vor als unbefriedigend empfundenen gesundheitspolitischen Integration der Musiktherapie zur Zeit heftig diskutiert. Oft werden dabei allerdings vor allem Forderungen aufgestellt, was alles und mit welchen Methoden geforscht werden *sollte*. Daß dabei den Forderungen dann kaum nachgekommen wird, hat sowohl pragmatische als auch methodologische Gründe. So setzt z. B. die Forderung, Erfolge und Grenzen musiktherapeutischer Behandlungen in quantifizierenden Studien nachzuweisen, sie mit anderen Behandlungsformen zu vergleichen etc., Bedingungen in der Praxis voraus, die derzeit im erforderlichen Umfang nicht gegeben sind. Andere Forderungen wie etwa die, es müsse zunächst - vor aller therapeutischen Praxis - 'die Wirkung von Musik' nachgewiesen werden, verkennen das therapeutische Agens der Behandlung. So wie sich verbale Psychotherapien nicht aus der Forschung zur 'Wirkung von Sprache' herleiten lassen, geht es in der Musiktherapie nicht um die Musik als ein Quasi-Medikament, sondern um die Wirksamkeit einer therapeutischen Beziehung, die von der Musik her gestaltet wird. Das läßt sich nicht 'im Labor' untersuchen (vgl. Petersen 1990, Kühn/Tüpker 1990)

Wenn an dieser Stelle manches wie in einer sich verengenden Sackgasse gefangen scheint, so ist m. E. an anderen Orten durchaus eine erfreulichere (Forschungs-) Landschaft auszumachen mit vielen begehbaren, sich begegnenden und ergänzenden Wegen. Der Gedanke der Konzeptentwicklung möchte - statt immer wieder auf Fehlendes zu verweisen - aufzeigen, welche Wege bereits beschritten wurden, wohin sie führen und vor allem darauf hinweisen, daß auch das Berichten über kleinere zurückgelegte Wegstrecken, über Seitenwege und über scheinbare Umwege von Interesse ist und die Forschung langfristig vielleicht eher weiterbringt, als die Suche nach der 'fehlenden Autobahn' in der Hoffnung auf ein schnelleres Erreichen des Zieles.

Die vom lateinischen 'concipere' (zusammenfassen) abgeleiteten Begriffe Konzept, Konzeption, konzeptualisieren, konzipieren umreißen ein Bedeutungsumfeld, welches vom 'stichwortartigen Entwurf', vom 'geistigen' und 'künstlerischen Einfall', von der 'ersten Fassung' bis hin zur 'klar umrissene Grundvorstellung', zum 'Plan' und 'Leitprogramm' reicht. Mit der Begriffsbildung der 'Konzept*entwicklung*' möchten wir die prozeßhafte Seite dieses

Umfeldes gegenüber der des festen, quasi abgeschlossenen eines Programms und Planes betonen und dies nicht nur aus der Tatsache heraus, daß im 'jungen' Arbeitsbereich Musiktherapie vieles notgedrungen unfertig und unabgeschlossen ist, sondern vielmehr aus der Überzeugung heraus, daß therapeutische Konzepte eo ipso nicht nach Art eines fertigen Planes funktionieren können.

Musiktherapie als psychologische Behandlung läßt sich nicht als abgeschlossenes Verfahren lehren und lernen. Die Tätigkeitsbereiche von MusiktherapeutInnen und die Menschen, denen wir begegnen, sind so unterschiedlich, daß es notwendig ist, Konzepte in der konkreten Praxis im Austausch mit den Grundsätzen psychologischen Denkens und den bisher gewonnenen Erfahrungen zu entwickeln. Ziel musiktherapeutischer Forschung kann es nicht sein, eine abgeschlossene 'Theorie der Musiktherapie' zu erstellen, die auf die verschiedenen Praxisfelder und die einzelnen PatientInnen nur noch 'anzuwenden' ist. Dem Junktim von Praxis und Forschung folgend ist es eher das Idealbild der Konzeptentwicklung, die alltägliche musiktherapeutische Arbeit als eine fortlaufende Forschungsarbeit anzusehen, die von bestimmten Vorstellungen und Grundideen ausgehend immer wieder plant, entwirft, überprüft und entwickelt.

Die in diesem Band zusammengestellten Beiträge sollen erkennbar werden lassen, wie sich im Verlauf der therapeutischen Arbeit Erfahrungen mit einer *bestimmten* Klientel oder unter *bestimmten* vorgegebenen Arbeitsbedingungen zu Konzepten des Verstehens und des konkreten Vorgehens verdichten können. Sie kennzeichnen einen durchaus unterschiedlichen Stand der Konzeptualisierung und verstehen sich vor allem auch als Aufforderung zum Weiterentwickeln. Der Beitrag von Anke Esch und Ulrich West geht von der häufig anzutreffenden und meist eher beklagten Bedingung des Arbeitens mit offenen Gruppen aus. Frank Grootaers und Ulrike Rosner stellen eine kombinierte Gruppentherapie vor, in der eine geschlossene Gruppe im Wechsel von Kunst- und Musiktherapie behandelt wird. Die Beiträge von Martin Deuter und Sylvia Kunkel (Arbeit mit psychotischen Patienten), Frank Grootaers (Psychosomatik) und mein Beitrag zu PatientInnen mit funktionellen Störungen gehen von Erfahrungen mit bestimmten Krankheitsbildern aus. Der Beitrag von Dirk Blothner ist eine Ergänzung zu musik-und kunsttherapeutischen Auseinandersetzungen durch das Aufzeigen einiger Grundzüge der Konzeptentwicklung in der alleinigen 'Behandlung durch Worte' (im Vergleich zwischen der Freud'schen Psychoanalyse und der Morphologischen

Intensivberatung), die auch zur 'Ortung' eigener musiktherapeutischer Positionen anregen kann.

Literatur

Aldrige, David (1994): Musiktherapie in der medizinischen Literatur. In: Musiktherapeutische Umschau, Bd. 15, Heft 4, Frankfurt a. M. - Stuttgart

DGMT-Tagungsbericht (1993): Leistung für Leistung. Hrsg.: DGMT-Geschäftsstelle Berlin

Kühn, Manfred und Tüpker, Rosemarie (1990): Stellungnahme des DBVMT zur geplanten Neuregelung des Psychotherapeutengesetzes. Hrsg.: DBVMT c/o Hanna Schirmer, Weinmeisterhornweg 105, 13593 Berlin

Kühn, Manfred (1991): Indikationen für Musiktherapie - ein Legitimationsproblem? In: Musiktherapeutische Umschau, Bd. 12, Heft 1, Frankfurt a. M.- Stuttgart

Kühn, Manfred (1993): Zur gegenwärtigen Krise eines Berufsstandes. In: Musiktherapeutische Umschau, Bd. 14, Heft 1, Frankfurt a. M.- Stuttgart

Petersen, Peter (Hrsg.) (1990): Ansätze kunsttherapeutischer Forschung, Springer, Berlin-Heidelberg-NewYork

Nichts ist ohne Grund

Musiktherapie bei funktionellen Störungen

Rosemarie Tüpker

"Ich habe Kopfschmerzen." - "Dann leg´ Dich doch ´was hin." - "Es ist wirklich ganz furchtbar." - "Dann nimm doch ein Aspirin." - "Glaubst Du mir überhaupt?" - "Ja natürlich glaub´ ich Dir." - "Wirklich?" - "Ja. wirklich!" - "Wirklich wirklich?"

In die musiktherapeutische Behandlung kommt eine 49-jährige Frau, ich nenne sie hier Frau Anne, die seit nunmehr 20 Jahren unter Kopfschmerzen leidet. Damals, als es begann, ging sie zu ihrem Hausarzt. Der führte verschiedene Untersuchungen durch und sagte schließlich: "Da ist nichts". Sie bekommt Schmerzmittel, die zunächst etwas helfen, dann nicht mehr. Wieder geht sie zum Arzt.

So geht es über Jahre. Sie läßt sich immer wieder untersuchen, geht von einem Arzt zum anderen, bekommt mal dieses und mal jenes Mittel, mal mehr, dann wieder weniger - wegen der Nebenwirkungen - und weil es sowieso alles nicht hilft. Die Schmerzen bleiben, anderes kommt hinzu. Sie wird zunehmend depressiv. "Verdacht auf endogene Depression" heißt es jetzt. Die Begründung für diesen Verdacht lautet im Bericht des voruntersuchenden Psychiaters: "..., da dem Untersucher keine konfliktbedingten Ursachen erkennbar sind." Und immer wieder bekommt sie zu hören, mal ärgerlich, mal freundlich: "Sie haben nichts". "Sie müssen sich damit abfinden."

Ich möchte mich in meinen Ausführungen mit einer Gruppe von PatientInnen beschäftigen, deren ursprüngliche Erkrankung allgemein zunächst als geringfügig eingeschätzt wird:

- PatientInnen mit unterschiedlichen Schmerzzuständen, für die sich keine oder keine ausreichende organische Begründung finden läßt.
- PatientInnen mit wechselnden Beschwerden und Krankheitsängsten, mit phobischen oder hypochondrischen Zügen, mit der Psychodynamik hysterischer Symptombildungen, ohne daß das Vollbild einer Neurose vorliegt.

- PatientInnen, die wieder und wieder ohne Erfolg operiert werden. Um nur ein Beispiel zu nennen: Eine meiner PatientInnen litt seit Jahren an Zahnschmerzen. Obwohl keine direkte zahnmedizinische Erklärung vorlag, wurden ihr nach und nach fast alle Zähne gezogen - ohne Erfolg. Ein Psychiater empfahl dann eine Hysterektomie. Zum Glück sprach der hinzugezogene Gynäkologe sich dagegen aus; mit einer bezeichnenden Begründung: "..., da auch die vorangegangenen operativen Maßnahmen nicht zu einer Verminderung der Beschwerden führten."

Alle drei Gruppen finden sich in den hausärztlichen Praxen, ebenso wie - meist im weiteren Verlauf ihres Leidens - je nach Art ihrer Beschwerden im Bereich der Inneren Medizin, der Gynäkologie, auch der Orthopädie, bis sie schließlich zu einem Nervenarzt geschickt werden. Neben Schmerzmittelabusus und den entsprechenden - dann auch organisch manifesten - Folgen sind Depressionen, teilweise verbunden mit Suicidwünschen, und Schlafstörungen nach meiner Erfahrung die häufigsten Folgediagnosen. Sozialmedizinisch relevante Einschränkungen kommen hinzu.

Der soziale Alltag der PatientInnen gestaltet sich meist in zwei nur scheinbar gegensätzlichen Formenbildungen aus. Bei manchen PatientInnen zeigt sich eine zunehmende Reduktion aller Lebensbereiche. Einschränkung der Arbeitsfähigkeit, Aufgabe sozialer Kontakte außerhalb der Familie, Freizeitaktivitäten und früheren Interessen wird nicht mehr nachgegangen, bis hin zum weitgehenden ´Rückzug ins Bett´.

Andere zeigen zwar im Durchhalten, im unverminderten Weiterarbeiten trotz der Beschwerden das Bild eines aktiven und vielfältigen Lebens. Sie ´lassen sich nichts anmerken´: trotz Schmerzen, Unausgeschlafenheit, trotz völliger Erschöpfung und Verzweiflung sind sie über die Arbeit hinaus auch dabei, wenn Feste vorbereitet, Ausflüge oder soziale Aktivitäten geplant werden. Die Umgebung kennt sie als leistungsorientierte Durchhaltemenschen oder als diejenigen, die ´immer für alle da´ sind. Das Seelische richtet sich bei diesen Menschen aber mehr und mehr in einer Art Doppelleben ein, da die Schmerzen, das Erschöpfungsgefühl etc. zunehmend alle Aktivitäten wie eine Giftspur durchziehen, die die inneren Verbundenheiten mit den äußerlichen Aktivitäten immer mehr ablösen. Die begleitende Spur des Schmerzes blockiert, daß das Zusammensein mit anderen als Zufuhr, daß Arbeitsprozesse auch als Auseinandersetzung von Ich und Welt erlebt werden können, daß man sich in etwas hineinziehen lassen und Eigenes im Äußeren gestalten und wiederfinden kann. Dadurch wird die ´Außenwelt´ tatsächlich zum ´Außen´, während das 'innere' Erleben sich immer mehr zurückzieht. Wechselseitige Aneignungsprozesse finden kaum noch statt, und gerade in der sozialen Aktivität wird eine zunehmende Einsamkeit verspürt.

Ich muß ergänzend den speziellen Blickwinkel benennen, der meine Ausführungen prägt: In meiner Tätigkeit an einer psychosomatisch-psychotherapeutischen Klinik bekam ich vor allem solche PatientInnen zu sehen, die eine lange leidvolle Geschichte mit ihren Schmerzen hatten und bei denen aus zunächst relativ harmlos wirkenden Beschwerden gerade durch die Nicht-Behandlung bzw. Fehlentwicklung der Behandlung, Lebensentwicklungen entstanden waren, die in eine durchaus dramatische Spirale der zunehmenden Verschlechterung sowohl des Gesundheitszustandes als auch der allgemeinen Lebensqualität gerieten.

Auch wenn die der Erkrankung zugrundeliegenden Strukturen, die auslösende aktuelle Lebenssituation und die Psychodynamik im einzelnen - selbst bei gleichen Beschwerden - durchaus unterschiedlich sein können, eines ist diesen PatientInnen meist gemeinsam: die zunehmende Verzweiflung - nicht nur über die im Erleben unabweisbaren Schmerzen, Beschwerden und Ängste, sondern auch - und fast noch mehr - die Verzweiflung über dieses immer wiederkehrende, unbegreifliche sinnzerstörende "Da ist nichts", welches das Ergebnis jedes weiteren Arztbesuches ist.

Sekundäres Leiden

Kennen wir sonst eher den Begriff des 'sekundären Krankheitsgewinnes', so erscheint es mir durchaus berechtigt, hier von einem **sekundären Verlust** zu sprechen, in dessen Zentrum die Nicht-Bestätigung der eigenen Wahrnehmung steht, die über die Jahre oft gravierende Folgen hat.

In der Musiktherapie geht es bei der Behandlung solcher PatientInnen daher zuerst um die Wiederherstellung des Sinnzusammenhanges zwischen Wahrnehmung und Wirklichkeit, zwischen der unabweisbaren Heftigkeit des Schmerzempfindens und der verdrängten, nicht mehr wahrnehmbaren seelischen Realität, die hier ursächlich zugrunde liegt.

Musik ist daher in der Musiktherapie mit diesen Menschen nicht etwa der untaugliche Versuch eines 'Schmerzmittels ohne Nebenwirkungen', sondern - im Verbund mit der Sprache - ein seelisches Mittel auf der Suche danach, welche Störung in der Beziehung zur Welt, in der leiblich-seelischen Kommunikation mit sich und der Welt hier im Schmerz einen Ausdruck sucht und sich zugleich in der Nicht-Verstehbarkeit dieser Ausdrucksform verbirgt. Daß es in der Behandlung dabei um mehr geht als ein oberflächliches Bekenntnis dazu, diese PatientInnen nicht zu SimulantInnen abzustempeln, möchte ich an einem kleinen philosophischen Exkurs deutlich machen.

"Nichts ist ohne Grund", dieser "Satz vom Grunde´, wie Schopenhauer (1818) ihn nennt, ist für alle unsere Vorstellungen, für unsere gesamte Weltauffassung so grundlegend, daß wir ihn gar nicht wegdenken können.

Ob wir den Satz vom Grunde nun mit Kant (1781), Schopenhauer und anderen als ´Kategorie a priori´ auffassen, also als das, was nicht aus der Erfahrung gewonnen wird, sondern vielmehr allen Erfahrungen zugrunde liegt, sie erst möglich macht; oder ob wir die Kategorien a priori - etwa mit Wilhelm Wundt (1918) - lediglich als letzte Stufen der logischen Verarbeitung der Wahrnehmungsinhalte, als Bedürfnis, die "gegebenen Erfahrungen nach Gründen und Folgen zu ordnen"; oder mit Husserl (1913) als unzerlegbare letzte Bedeutungen verstehen; unsere gesamte Vorstellungswelt, unsere Orientierung in der Welt und unsere Sicherheit in uns selbst bräche zusammen, müßten wir darauf verzichten.

Wie also soll sich jemand damit abfinden können, daß er oder sie unabweisbar so eindringlich eine Schmerzwahrnehmung hat, für die sich ein Grund, eine Ursache nicht finden läßt? Ist es da nicht eher ein Zeichen von Gesundheit, daß diese PatientInnen nicht bereit sind, das hinzunehmen und mit ihren wiederholten Arztbesuchen quasi wieder und wieder sagen: "Da muß aber etwas sein"?

Nun könnte man an dieser Stelle mit Recht einwenden, daß unsere PatientInnen sich vermutlich wenig Gedanken über Kategorien a priori, über Kant und Schopenhauer machen und wir es auch im Alltag ja bisweilen durchaus hinnehmen, nicht für alles eine Ursache zu finden. Wenn etwa unser Auto einmal nicht anspringt und dann doch wieder - auch ohne Reparatur -, so wird uns die Frage nach der Ursache meist nicht sonderlich lange beschäftigen. Sehr empfindlich reagieren wir aber durchaus auf das Fehlen einer Ursache, wenn es um Sinnesempfindungen, um das sinnliche Wahrnehmen geht.

Bedenken wir den für unser gesamtes Wirklichkeitsempfinden so bedeutsamen Sinn dieses Wortes, der uns durch die naturwissenschaftlichen Reiz-Reaktionstheorien in der Sinnesphysiologie etwas verloren gegangen ist: Wir *nehmen* etwas - da steckt Aktivität drin - und wir nehmen es für *wahr*, d. h., wir gehen davon aus, daß das, was wir mit den Sinnen nehmen, wahr ist. Die sinnliche Wahrnehmung konstituiert - jenseits aller philosophischen Überlegungen über die Möglichkeit von Erkenntnis - unser Gefühl für die Wirklichkeit.

Berühren wir mit der Hand einen Gegenstand, so machen wir uns im Alltag zunächst wenig Gedanken über uns selbst, über unsere Hand, die Nervenleitungen und ähnliches, obwohl diese ja durchaus an dem, was wir Sinnesempfindung oder sinnliche Wahrnehmung nennen, beteiligt sind. Selbstverständlich ist uns aber, daß ´da´ - quasi auf der anderen Seite (der Seite der Welt) - etwas ist. Etwas, was sich rauh oder glatt anfühlt, etwas, was uns einen Widerstand entgegensetzt, uns daran hindert, die Bewegung unserer Hand in dieselbe Richtung fortzusetzen. Würde uns jemand anderes jetzt sagen: "Da ist aber nichts", so würden wir - je nach unserer Art - diesen anderen für verrückt halten oder uns selbst. Und ist nicht der Kollege, der die bei näherem Hinhören vielleicht durchaus verstehbare Verzweiflung und Niedergedrücktheit von Frau Anne als ´endogene´ (was ja hier nur so viel heißt wie: nicht einfühlbare, in ihrem Zusammenhang für andere nicht wahrnehmbare und damit als Form der Psychose zu verstehende) Depression diagnostiziert, im Grunde dieser Phantasie gefolgt?

Ist die intersubjektive Bestätigung unserer Wahrnehmungen gestört, so gerät tatsächlich alles ins Wanken. Ist doch auch der Wahn letztlich das, woran wir im allgemeinen ´Verrücktheit´ festmachen. Und was ist Wahn anderes, als daß einer etwas sieht, hört oder spürt, und alle anderen sagen: "Da ist nichts". Es mag zunächst etwas übertrieben erscheinen, hier solche dramatischen Vergleiche zu ziehen. Bedenken wir aber, daß im Falle unserer PatientInnen diese Nicht-Bestätigung ihrer Wahrnehmung, die Verunsicherung über die Realität einer Ursache ihrer Sinnesempfindung über Jahre geht und sich immer und immer wiederholt. Und bedenken wir, daß Schmerz eine besondere Art der Empfindung ist, die wir noch viel weniger beiseite schieben können als andere Empfindungen.

Schmerzempfindungen

Schmerz, Beschwerden, körperliche Mißempfindungen dienen - im Gegensatz zu den üblichen Sinnesempfindungen - weniger der Erkenntnis der Welt, dazu sind sie quasi zu intensiv. Aber Schmerz warnt uns: unsere Hand vom Feuer zurückzuziehen, extreme Kälte zu meiden, mit einem gebrochenen Bein nicht weiterzulaufen. Erschöpfung läßt uns Ruhe suchen, Hunger treibt uns zur Nahrungsaufnahme. Schmerzen, die nicht von einer offensichtlichen äußeren Verletzung herrühren, sind uns Hinweise dafür, daß etwas mit uns nicht in Ordnung ist, daß wir uns darum kümmern müssen.

Nichts ist ohne Grund 13

Erwin Straus schreibt: "Wer einen Schmerz verspürt, dem geschieht etwas. Wer einen Schmerz spürt, der ist gewiß nicht mehr ein ruhiger Beobachter, der mit uninteressierter Passivität Eindrücke empfängt. Wenn jemand einen Schmerz spürt, dann gerät alles in ihm in Bewegung. Die Welt dringt auf ihn ein und droht, ihn zu überwältigen. Einen Schmerz empfinden heißt allemal, eine Störung in der Beziehung zur Welt unmittelbar erleben. Einen Schmerz empfinden heißt also zugleich *sich-empfinden*, sich in der Beziehung zur Welt, genauer, in der leiblichen Kommunikation mit der Welt verändert finden" (1956, S. 18).

Straus sieht im Gegensatz zur erkenntnisgewinnenden Sinnesempfindung im Schmerz ein besonders intensives Verhältnis zur Welt: "Scheint es doch, als verspürten wir gerade im Schmerz das Andringen und Eindringen des anderen: der Welt. Wenn wir sie im Schmerz auch nicht klar und deutlich in ihren Einzelheiten erkennen, sie selbst scheint uns im Schmerz unmittelbar vernehmlich zu sein, freilich nicht in objektiv allgemeinen Daten. Im Schmerz dringt die Welt auf uns ein und überwältigt uns. Auch im Schmerz ist die Welt in Perspektive, in der Beziehung auf uns erlebt. Auch der Schmerz ist wie alle Weisen des Empfindens ein sympathetisches Erleben, wir erleben in ihm uns, mit und in der Welt. Wir bezeichnen den Schmerz als bohrend, stechend, reißend, ziehend, schneidend und lassen mit solchen verbalen Bezeichnungen den Sinn des Geschehens, des Gerichteten, des Werdens, das Miteinander im Einigen und Trennen zum deutlichen Ausdruck kommen" (S. 214 f.).

Schon in der Sprache spiegeln sich unterschiedliche Auffassungsweisen von Schmerz. So läßt die indogermermanische. Sprachwurzel ´smer´: ´aufreiben, zermalmen, zerquetschen, zerreiben´ eher an physische Schmerzen denken, auch wenn wir diese Begriffe gelegentlich metaphorisch gebrauchen (Duden 1963). Das lat.. ´dolor´ berührt hingegen stärker psychosomatische Zusammenhänge. Es läßt sich in verschiedene Bedeutungsvarianten übersetzen: 1. Betrübnis, Kummer; 2. Kränkung, dolor incensus (feurig): Ärger, Groll, Grimm, Unwille; 3. Schmerz, Pein, Qual; 4. Pathos (im Sinne von Leidenschaft und Ausdruck). Das engl. ´pain´, franz. ´peine´ (wie das dt. ´Pein´ aus griech.-dor. Sprachwurzel abgeleitet) hat darüber hinaus auch die Bedeutung von Strafe und Buße, eine Bedeutung, die auch PatientInnen in unterschiedlichen psychodynamischen Zusammenhängen ihren Schmerzen geben.

Bei Durchsicht einiger gängiger Lehrbücher und Lexika aus den Bereichen Psychiatrie, Psychosomatik, Psychotherapie, Medizinischer Psychologie hat mich überrascht und dann auch etwas schockiert, wie vernachlässigt dieses

Thema ist. Oft findet sich der Begriff Schmerz noch nicht einmal im Stichwortregister, geschweige denn, daß er als eigenes Thema behandelt wird. (Vgl. z. B.: Bauer (1973), Bräutigam (1986), Hau (1986), Kisker (1987), Peters (1984), Redlich & Freedman (1976), Tölle (1988).)

Fast noch schockierender war für mich allerdings die Definition, die ich im "Lexikon der Psychologie" von Arnold, W., Eysenck, H. J. & Meili, R. (1988) unter dem Stichwort ´Schmerz´ fand: "Von der subjektiven Empfindung des Leidens abgesehen, besteht der Schmerz objektiv betrachtet in der Gesamtreaktion, die ein schädigender Reiz bei einem Individuum auslöst. ..." Eine Definition, die nicht nur in den Ohren der Betroffenen zynisch klingen muß, sondern zugleich von einer Psychologie zeugt, die sich so weit von aller erkenntnistheoretischen Logik entfernt hat, daß sie glaubt in einer Definition von etwas, was nur subjektiv empfunden werden kann, von eben dieser subjektiven Empfindung in einem vorgeschobenen Nebensatz einfach absehen zu können.

Während diese Art der Psychologie in einer mißverstandenen Suche nach ´Objektivität´ ihren wissenschaftlichen Gegenstand mehr und mehr zu verfehlen droht, finden sich in der medizinischen Literatur auch Beispiele für die Eröffnung eines im eigentlichen Sinne psychologischen Zugangs. So beginnt der ausführliche und lehrreiche Artikel zum Thema Schmerz von Rolf Adler in Uexküll (1986) mit der vorsichtigen Definition: "Schmerz könnte als unangenehme Empfindung definiert werden, die dem Leiden entspricht, das durch die Wahrnehmung einer Verletzung hervorgerufen wird."

Wenn wir uns bewußt machen, daß unsere Theorien, unser Denken, unsere wissenschaftlichen Definitionen und Grundsätze auch unsere therapeutische Haltung, die Art unseres Zuhörens bestimmen, läßt sich an der Differenz dieser beiden exemplarischen Definitionen eine wesentliche Unterscheidung verdeutlichen, deren Wirksamkeit auf den Verlauf einer Behandlung nicht unterschätzt werden darf und deren Grenzziehung nicht entlang eines im engeren Sinne medizinischen oder psychotherapeutischen Handelns verläuft, sondern quer zu ihm.

Wer dem Gedanken der Definition Adlers folgt, hört die Schilderung des Schmerzes als Hinweis, Ausdruck und Maß des tatsächlichen Leidens an einer einstmals erlittenen oder weiterhin bestehenden Verletzung. Für ihn sind der Schmerz, das Leiden und die Verletzung wirklich, und sie stehen in einem zwar noch nicht erkennbaren, aber zu präsupponierenden Zusammenhang. Die Frage, ob dieser Zusammenhang zu einem medizinischen oder einem psychotherapeutischen Behandlungsauftrag führt (oder zu einer Kombination von beidem), muß in der Praxis zwar zu einem möglichst frühen Zeitpunkt geklärt werden, ist aber nach der Definition Adlers wissenschaftlich gesehen sekundär. Sie ist es zugleich für das Erleben der Betroffenen, denn für sie wird die Resonanz, die sie in der Präsupposition des Zusammenhanges ihres Schmerzes und dem wirklich Erlittenen vom anderen erfahren, zu dem Gefühl, daß der andere ihnen "glaubt". Mit dieser Erfahrung in eine psychotherapeutische Behandlung geschickt zu werden, weil eine körperliche Ursache des Leidens ausgeschlossen wurde, läßt PatientInnen schon anders bei uns als MusiktherapeutInnen ankommen, da ihnen die erneute Verletzung durch die Differenz zwischen der erlebten eigenen Wirklichkeit und der der anderen - oder mit den Worten der PatientInnen gesagt, das Gefühl verrückt zu sein, zu spinnen, zu übertreiben, sich als wehleidig, "hysterisch" oder als SimulantIn abgestempelt zu sehen - erspart bleibt.

Umgekehrt findet sich das ´Absehen´ vom subjektiven Empfinden in der Definition Eysencks etwa nicht nur in der Aussage "Sie mögen ja Schmerzen haben, aber medizinisch (= in Wirklichkeit) ist da nichts (kein Zusammenhang)", sondern ebenso in einer Haltung, die den Betroffenen ihre Beschwerden zwar als ihr subjektives Empfinden glaubt, es aber im Grunde besser zu wissen meint, weil alles Subjektive für sie nur eine sehr zweifelhafte und quasi minderwertige Realität besitzt.

Die Resonanz des Zuhörens ist nicht von der inneren Frage nach dem Zusammenhang geprägt, sondern im Absehen vom Subjektiven wird der Hinweis, die Ausdrucksform des Seelischen abgespalten von der Suche nach ´Ursachen´, die quasi ´ganz woanders´ liegen. Der Widerstand, den PatientInnen aus dem Erpüren dieser Resonanz heraus entwickeln, ist m. E. kein neurotischer oder von der Psychodynamik der Erkrankung ausgehender, sondern ein methodisch induzierter. Die verbale Aussage: "Natürlich glaube ich Ihnen Ihre Schmerzen", kann hier für den Betroffenen nicht zur Realität werden.

Musiktherapeutische Methodik - Fallbeispiel 1

In der morphologischen Systematik der vier Aspekte musiktherapeutischer Behandlung (Tüpker 1988, 1996) sind die vorangegangenen Ausführungen als eine Spezifizierung unserer Auffassung des Leiden-Könnens und des musiktherapeutischen Behandlungsauftrages bei dieser Gruppe von PatientInnen zu verstehen. Unter Vernachlässigung anderer ebenfalls wichtiger Kriterien in der musiktherapeutischen Behandlung von Menschen mit funktionellen Störungen werde ich im folgenden versuchen aufzuzeigen, wie dieser Gesichtspunkt sich in den weiteren Behandlungsschritten auswirkt.

In den verästelten Wegen des Methodisch-Werdens im Verlauf einer Behandlung wird spürbar, daß die hier geforderte bestätigende Resonanz des Erlebens durchaus eine ´Einigung in Differenz´ (vgl. Tüpker 1993) ist und dies nicht als einmaliger Akt, sondern als immer wieder herzustellender Prozeß. Dabei zeigt sich nach meiner Erfahrung, daß das, was hier zunächst als ´sekundäres Leiden´ beschrieben wurde, sehr häufig zugleich ein wesentlicher struktureller Grundzug des ursprünglichen Leidens ist. Das sekundär Erlittene ist dadurch nicht etwas, was auf das primäre Leiden quasi nur ´aufgesetzt´ ist, sondern geht mit ihm eine unheilvolle Allianz ein, die zugleich Züge eines Wiederholungszwanges zeigt, durch die der Patient sich auf der Suche nach dem Sinnzusammenhang zwischen Wahrnehmung und Wirklichkeit, zwischen eigenem Erleben und der - Realität konstituierenden - Bestätigung durch andere immer weiter von diesem Sinnzusammenhang entfernt.

Die allgemeinen Grundzüge des methodischen Vorgehens mit diesen PatientInnen lassen sich äußerlich als Wechsel zwischen Gespräch, gemeinsamer musikalischer Improvisation zwischen PatientIn und TherapeutIn und der Möglichkeit des Schweigens beschreiben. Die Formen der Einzel- und Gruppenmusiktherapie sowie - insbesondere bei kurzzeitigen stationären Behandlungen - auch eine Kombination von beiden sind mit ihren unterschiedlichen Vorteilen und Grenzen generell beide geeignet. Da diese allgemeinen Grundzüge dieser musiktherapeutischen Behandlungsform in anderen Zusammenhängen ausreichend beschrieben sind (vgl. Grootaers 1983, 1994 Tüpker 1990, Materialien ... 1991, Weymann 1991 a/b), möchte ich einige spezifische Merkmale musiktherapeutischer Arbeit mit diesen PatientInnen am Beispiel der bereits erwähnten Frau Anne konkretisieren:

Frau Annes Wahrnehmung ist eingeengt auf die Kopfschmerzen. Anderes, ihre Gefühle, Wünsche, inneren Bilder, Erinnerungen, kann sie nicht wahrnehmen, sie ´gibt Auskünfte´, wenn man sie etwas fragt, aber sie kommt nicht ins Erzählen, weder hinsichtlich irgendwelcher Zusammenhänge zu ihrem Symptom noch zu irgendwelchen anderen Themen. Nach meiner Erfahrung ist das recht typisch für PatientInnen mit funktionellen Störungen. Fragt man quasi nach dem Seelischen, so geben sie das wieder, was sie immer zu hören bekamen, wenn sie nach dem Grund ihrer Schmerzen fragten: "Da ist nichts".

So funktioniert bei Frau Anne das psychoanalytische Konzept des "Sagen Sie, was Ihnen durch den Kopf geht. Was fällt Ihnen dazu ein?" durchgängig

Nichts ist ohne Grund 17

nicht: Ihr geht nichts durch den Kopf, sie hat keine Einfälle. Auch in bezug auf anamnestische Daten kann sie zwar ´berichten´, aber ohne spürbaren Affekt, ohne gefühlsmäßige Unterscheidungen: Sie ´erinnert´ nicht. Bei all dem hat sie *ihre* Kopfschmerzen, was sie an *allem anderen* zu hindern scheint. Das wirkt, als stünde dieses Symptom vor allem anderen, als wären ihre Kopfschmerzen das einzige, was ihr zu eigen ist.

Und auch ich fühle mich ´wie der Ochs vor´m Berg´. Das wirkt weniger wie ein Widerstand im Rahmen der Behandlung: Es hat keinen Bezug zu bestimmten Themen oder Situationen, sondern ist immer so, ohne erkennbaren Grund, unspezifisch wie eine generelle psychische Verfassung, die keine anderen Spielräume mehr hat. Das macht auch verständlich, wieso in Untersuchern achselzuckendes Nicht-Verstehen auftaucht.

Das gleiche Phänomen findet sich auch in der Musik: Frau Anne spielt bereitwillig, denn sie will sich durchaus - und das ist für mich auch gefühlsmäßig glaubhaft - helfen lassen. Aber auch da fließt nichts. Sie ´bedient´ das Instrument kurz. Hört ratlos auf. Nein, sie hatte beim Spielen keine Einfälle, auch nachher nicht. "Da ist nichts." Auch ich bin im Grunde ratlos. War das nun Musik? Was unterscheidet hier das Hantieren mit den Schlegeln auf den Stäben des Metallophons von dem Hantieren mit Staubtuch und Spülbürste? Ist "da" nichts Seelisches? Da hilft nur ´methodischer Starrsinn´: Das kann nicht sein, daß bei ihr ´da´, wo sich bei anderen Seelisches breit macht, (weil es eine Grundtendenz des Seelischen ist, sich überall breit zu machen) ´nichts ist´. Selbst beim ´Hantieren mit Staubtuch und Spülbürste´ steht ja das Seelische nicht stille, sondern lebt in Tagträumen, Gedanken und vielfältigen Bewegungen.

Das Festhalten an allgemeinen psychologischen Grundsätzen schützt hier vor dem vorschnellen Resignieren vor diesem "da ist nichts", was nun schon in mehreren Varianten erkennbar wird. Das spezifischere Wissen um bestimmte seelische Gesetze kann dem eine Richtung geben: in diesem Fall das Wissen darum, daß Seelisches sich in Variationen zu entfalten weiß. Das kennen wir in der Musik aus den Variationswerken, in denen in der variierten Wiederholung eine seelische (hier eine musikalische) Gestalt sich in ihrer Bedeutung nach und nach entfaltet.

Einen vergleichbaren Vorgang können wir in der Musiktherapie methodisch einsetzen indem wir darauf vertrauen, daß in Reihenbildungen von: ´sprechen - spielen - sprechen - die eigene Musik anhören - wieder sprechen ...´ Möglichkeiten gefunden werden können, daß das Seelische sich ausbreitet und Sinn und Bedeutung sich entfalten werden.

Die Kargheit ihrer Erzählungen und der Musik finden eine Entsprechung auch im erinnerbaren Traumgeschehen. Sie träume kaum, berichtet auf meine Frage hin von einem Wiederholungstraum, der als Alptraum in immer gleicher Gestalt auftauche: Sie träumt, daß sie fällt. Sie kommt unten an und ist tot. An dieser Stelle wacht sie mit Angst auf. Nur von ihrem Mann weiß sie, daß sie kurz vor dem Aufwachen "Mama" geschrien hat. Auch zu diesem Traum gibt es keine Einfälle. ´Mehr´ ist da nicht, es knüpft sich nichts an, als sei es das schon. Auch der Traum selbst erscheint wie eine Verdichtung, in der kaum noch etwas erkennbar ist, kaum Platz für ein Gefühl außer der Angst. Ihr ist der Traum "völlig unverständlich". Sie hat überhaupt keinen Zugang dazu, daß sie "so etwas" träumt. Auch zu dem Wort ´Mama´ fällt ihr nichts ein. Warum sie das wohl ruft? Und selbst, *daß* sie das tut, ist ihr gefühlsmäßig fremd, ist ihr nicht mehr als eine Mitteilung ihres Mannes.

Entgegen all dem, was wieder zu vermitteln scheint: "Da ist nichts", fordere ich die Patientin auf, über diesen Traum zu spielen. Da es ihr in einer solchen psychischen Verfassung gar nicht verstehbar sein kann, was mit dieser Aufforderung gemeint ist, ist es dabei wichtig, nicht von einem ´Ausdruck der Gefühle des Traumes´ (sie hat ja keine) oder einer Weiterführung (da ist ja nichts) zu sprechen. Ich gebe die Aufforderung mehr wie eine ´technische Anweisung´, die die Patientin verstehen kann: "Denken Sie noch einmal an den Traum, so wie Sie ihn eben erzählt haben, und spielen sie dabei gleichzeitig auf dem Instrument". Auch dafür ist das eigene ´unverwüstliche´ Vertrauen notwendig, daß das so geht, denn Frau Anne ist zwar bereit, das zu tun, vermittelt aber deutlich, wie sinnlos ihr das vorkommt.

Sie spielt das Baßxylophon, ich begleite sie am Klavier. Die Musik ist nachdenklich, ohne große Dramatik, ein Zusammenhang zu dem verdichteten Schrecken der Traumerzählung taucht weder klanglich noch in meiner Gegenübertragung auf. Ja, sie habe an den Traum gedacht, teilt sie nachher mit. Beschreiben könne sie die Musik aber nicht, Gefühle tauchten nicht auf. Einfälle auch nicht, auch jetzt nach dem Spiel nicht. Ich schlage ihr dennoch vor, sich mit mir das Band anzuhören und darauf zu achten, ob sich irgendwelche Bilder oder Einfälle einstellen.

Beim Hören der Musik wird sie plötzlich sehr bewegt. Zum ersten Mal spricht sie nach dem Hören von sich aus. Sie habe plötzlich beim Zuhören ihrer Musik *gesehen*, wie sie hinter dem Sarg ihrer Mutter herging. Sie weint. Sie erzählt, daß ihr beim Hören der Musik zunächst nur die Augen geflattert seien, ohne daß sie gewußt habe, was das nun solle, und dann tauchte unvermittelt dieses Bild auf. Sie wirkt verändert. Während sie sonst immer ein dauerhaft erstarrtes Lächeln ohne Bezug zur Situation und trotz ihrer Kopfschmerzen wie eine Maske auf dem Gesicht trägt, ist sie zum ersten Mal anders erlebbar: traurig, zusammengesunken, schwach, aber auch viel weicher. Das wirkt ´stimmiger´: Das, was sie erzählt und wie sie es erzählt, Worte und erlebbarer Eindruck stimmen für mich zum ersten Mal überein.

Die Mutter sei an "gebrochenem Herzen" gestorben. (Medizinisch an Herzversagen.) Nach dem Tod des Vaters vor acht Jahren habe die Mutter nicht mehr leben wollen und dies oft auch so gesagt. Sie selbst sei ihrer Mutter in allem recht ähnlich. (Ich frage mich, ob diese ´Ähnlichkeit´ auch das Nicht-mehr-leben-Wollen einschließt.) Wie die Mutter könne sie sich nicht wehren, könne nie nein sagen. Mit der Mutter starb ihr die letzte Vertraute, bei der sie sich geborgen fühlte, mit der sie sprechen konnte. Trauern konnte sie dennoch nicht. Ihre Umgebung konnte ihr keinen seelischen Raum für die Intensität ihres Erlebens geben: ´Mütter sterben nun mal, wenn sie älter sind. Das ist kein Grund für besondere Gefühle.´ Etwas zu erleben - ohne daß ihr die Berechtigung dieses Erlebens von anderen ausdrücklich zugestanden wird -, das wäre ein fundamentales Nein-Sagen. Das kann sie nicht.

Der Tod der Mutter ist nicht die Ursache für ihre Kopfschmerzen. So wie es keine Symptome ohne Ursachen gibt, so ist es nie *eine* Ursache, sondern immer ein komplexes Gefüge von Verschiedenem, wenn das Seelische sich nur noch im Schmerz, in körperlichen Symptomen zum Ausdruck zu bringen weiß. An dieser Stelle ist deutlich, daß die selbstbeklagte Unfähigkeit, ´nein´ sagen zu können, kein bloßes Problem praktischen Handlungsvollzuges ist, sondern auch Merkmal des Zweifels an der Berechtigung des eigenen Erlebens, wenn dieses vom Erleben anderer unterschieden ist.

Auch wenn es hier also nicht um eine direkte Ursache geht, so ist dennoch mit dem Auftauchen dieses Bildes eine wesentliche Wandlung in dieser Behandlung entstanden. Zum ersten Mal erwacht Frau Anne aus der Starre einer gleichbleibenden Verfassung, in der sie nur noch den Schmerz wahrnimmt, aber sich selbst nicht mehr versteht. Aus einer Starre, in der sie resigniert hat in der Anpassung daran, daß ihr Erleben grundlos sei. Das plötzliche und emotional evidente Auftauchen dieses Bildes hat diese Verfassung aufgehoben. Sie spürt - bei aller Trauer - auch eine Erleichterung, und das Seelische greift nach der aufkeimenden Hoffnung eines verstehbaren Sinnzusammenhanges.

"Da ist nichts! - Was ist da?"

Die Einengung des Erlebens auf körperlich erlebte Krankheitssymptome ist nicht nur eines der im ersten Kontakt auffälligen Merkmale dieser Gruppe von PatientInnen, sondern es zeigt sich im Verlauf der Behandlung, daß Einengung der seelischen Verfassung insgesamt das ist, worauf wir methodisch einzugehen haben. So scheint sich paradoxerweise Kargheit ´auszubreiten´, die sich in knappen, oft unemotional vorgetragenen Erzählungen zeigt, im ´Nicht-Funktionieren´ der Technik der freien Assoziation, im Nicht-Erinnern von Träumen oder fehlenden Einfällen zu den meist knappen Traumerzählungen; in Gruppen besteht oft die Gefahr, diese PatientInnen zu ´übersehen´.

Auch das musikalische Spiel zeigt oft die gleiche Reduktion, sei es direkt in der Kürze der Improvisationen oder - häufiger - in der Reduktion der musikalischen Formenbildung wie z. B.

- in einer hohen Redundanz der Spielweise,
- in der Selbstbeschränkung auf einen sehr engen Tonraum oder
- auf die alleinige Nutzung des immer selben Instrumentes über Wochen,
- in geringer rhythmischer Varianz und Flexibilität,
- in der kaum wahrnehmbaren Dynamik auf meist eher leisem Niveau.

Improvisationen zu einem vorgegebenen Thema können diese Kargheit meist nicht brechen: Gegensätze wie etwa ´Streit´ contra ´gemütliches Beisammensein´ unterscheiden sich musikalisch für den Hörer fast nicht oder werden unter Beibehaltung aller anderen Merkmale der Formen- und Ausdrucksbildung quasi nur durch ein Merkmal ´markiert´, etwa durch die Wahl zweier Instrumente oder ein - meist geringfügiges - ´schneller´ contra ´langsamer´ oder ´lauter´ contra ´leiser´.

Auf der Suche nach der Spezifität der seelischen Formenbildung scheint es daher oft, als wolle uns das Seelische hier mit methodischer Konsequenz den ´Beweis´ erbringen, daß hier ´nichts´ sei. Das führt in der Gegenübertragung tendenziell entweder in eine resignative Richtung gepaart mit Zweifeln, sei es an der Patientin, an der eigenen Methodik oder an sich selbst oder zeigt sich - oft auch wechselnd - in aggressiven Empfindungen, in denen uns die Patientin als ´bockig´, unkooperativ oder ermüdend erscheint oder indem wir zu eindringlich werden, anstelle der Patientin Einfälle produzieren oder uns auf dem ´background´ ihrer musikalischen Eintönigkeit musikalisch entfalten.

Nichts ist ohne Grund 21

Wenn wir daher in unserem Methodisch-Werden dem, was uns immer wieder zu vermitteln scheint: "Da ist nichts!" in einer paradoxen Gegenbewegung immer wieder die (natürlich nicht wörtlich ausgesprochene, sondern methodisch umgesetzte) Frage "Was ist da?" entgegensetzen, so gilt es dabei stets die eigene Gegenübertragung zu beachten und zu bearbeiten. Die Gefahr der Übertragungs-Gegenübertragungs-Konstellation liegt darin, daß die Patientin die Gegenbewegung der Therapeutin als das ihr hinlänglich vertraute ´Nicht-Glauben´ erlebt. Dann setzt sich psychodynamisch in der Beziehung zwischen PatientIn und TherapeutIn der alte Kampf zwischen dem "Ich habe Schmerzen" und dem "Da ist aber nichts" erneut in Szene, ohne daß die Gegenläufigkeit der aktuellen semantischen Verteilung in diesem ´Streit´ darauf auch nur den geringsten Einfluß hat.

Anders kann es für die Patientin nur dann werden, wenn es in der methodischen Gegenbewegung gelingt, daß sich das methodische ´Fragen´, unser Beharren auf Weiterführungen, auf Variationen, auf Zerdehnungen etc. mit den vorhandenen Suchbewegungen der Patientin verbindet, die sich bisher in der Suche nach ´dem Arzt, der endlich etwas findet´, erschöpften; sich verbindet mit dem Ausbreitungsverlangen des Seelischen, welches noch gebunden ist in der Produktion der psychovegetativen Symptomatik. Die methodische Gegenbewegung wird nur dann ´heilend´ wirksam, wenn sie paradoxerweise zugleich zur Mitbewegung mit *dem* wird, was bisher ´krankmachend´ an eine seelische Konstruktion gebunden war, die eine Weiterführung der Selbstbehandlung blockierte.

Unter Berücksichtigung dieser Aspekte der Entwicklung der Beziehung kann die therapeutische Methodik bei allem ansetzen, was dem Seelischen eine Ausbreitung ermöglicht und Fixiertes wieder in Bewegung setzen kann. Hintergrund des Handelns wie des Wartens ist dabei das Wissen um die Ausbreitungstendenz des Seelischen und das Vertrauen darauf, daß das Seelische immer auf Ausdruck drängt. Anknüpfungspunkt - auch für musikalische Weiterführungen - kann dabei im Grunde alles sein, was die Patientin mitbringt, so etwa auch die Symptome oder ganz banale Alltagshandlungen wie das morgendliche Aufstehen, das Einkaufen, Putzen oder Spülen, der Spaziergang mit dem Hund oder der Ärger beim abendlichen Buffet in der Klinik.

Wir erleichtern dem Seelischen das Aufgreifen-Können unserer therapeutischen Methodik, wenn wir nicht selbst selektieren, indem wir z. B. unbedingt etwas ´über die Kindheit´ erfahren wollen oder glauben, die Arbeitsprozesse des Postbeamten seien per se ´psychologisch unergiebig´, ein Sprechen über

Politisches in der Therapie grundsätzlich verboten oder das Reden vom Wetter immer ein Zeichen des Widerstandes gegen die Behandlung. Die Alltagsforschung der psychologischen Morphologie (Salber et al. 1989) hat die psycho-logische Bedeutsamkeit und Dramatik unserer Alltagshandlungen herausgestellt. Von diesem allgemeinen psychologischen Hintergrund aus können wir auch mit den scheinbar banalen Erzählungen psychologisch genauso viel anfangen wie mit den Themen, die wir sonst eher in Therapien erwarten. Das ist besonders auch für diese PatientInnengruppe wichtig, um nicht unausgesprochen das Empfinden zu vermitteln, daß das, was sie erzählen können, ('nichts') nicht das Richtige sei.

Auch die Musik kann vor diesem Hintergrund alles aufgreifen, was das Seelische anbietet und dadurch erweiternde Zerdehnungen ermöglichen, Variationen in Gang setzen und in diesen Drehungen und Wendungen weiteres befördern und entwickeln. Als einfachste Fassung der Variation bietet sich dabei schon die Wiederholung 'desselben' in dem anderen Medium der Musik an: Die Klage über das schlechte Wetter, das - vielleicht als einzige geliebte Beschäftigung erwähnte - Stricken noch einmal "musikalisch" zu gestalten, ist psychologisch schon eine Variation, so wie ja auch schon das Sprechen zu einem anderen über eine Tätigkeit oder eben auch über die Beschwerden etwas anderes ist, als die Tätigkeit oder die Beschwerden selbst. Diese Musik dann noch einmal anzuhören ist eine weitere Variation, da das Hören psychologisch wiederum eine andere Verfassung darstellt.

So können wir in der Musiktherapie z. B. eine Patientin auffordern, ihr Symptom, ihre körperlichen Beschwerden auf Musikinstrumenten mit uns zu spielen. Damit sollten wir allerdings weder eine direkte Antwort auf die Frage nach der Ursache eines Symptoms suchen noch die Versprechung machen, daß dieses durch das Spielen zum Verschwinden gebracht würde - obwohl dies bisweilen geschieht. Vielmehr geht es vorrangig darum, daß wir das aufgreifen, was die Patientin zu erzählen weiß, was sie erlebt und spürt. Wir bieten dem, was sich im Symptom konstelliert hat, über die Sprache hinaus ein seelisches Ausdrucksmittel an und vertrauen darauf, daß sich irgend etwas zeigen wird, was uns und der Patientin Wege zu verlorem Geglaubtem zeigt: Spuren, Bruchstücke, Zwischenstücke, Hinweise.

Findet ein solches Spiel z. B. in einer musiktherapeutischen Gruppe statt, so sind es oft auch die anderen Gruppenmitglieder, die hier erste Übersetzungshilfe leisten. Auch wenn die Patientin selbst in ihrer Musik nichts Benennbares findet, beschreiben die anderen *ihr* Erleben der Musik. Sie erleben Gefühlsqualitäten der Musik, bei *ihnen* wurden vielleicht Bilder ange-

Nichts ist ohne Grund 23

regt, Empfindungen oder Erinnerungen. Die Patientin, die gespielt hat, muß das nicht auf sich beziehen, es sind ja nicht ihre Gefühle, Bilder und Erinnerungen, aber an der einen oder anderen Stelle stößt vielleicht etwas auf Resonanz. Sie erkennt etwas wieder, von dem sie gar nicht wußte, daß sie das manchmal auch so erlebt. Eine der Geschichten eines anderen erinnert sie seltsamerweise plötzlich an ein eigenes Erlebnis vor langer Zeit. Oder ein Bild, welches ein anderer zu entwickeln beginnt, regt sie vielleicht an, es fortzuspinnen, ohne daß sie weiß, daß das möglicherweise auch etwas mit ihr selbst zu tun hat. [*Resonanz*]

Es kommt hierbei auf die Ausbreitung und das In-Bewegung-Setzen seelischer Prozesse an und geht nicht um vorschnelle Eins-zu-Eins-Zuschreibung im Sinne von vereinfachenden, d. h. zugleich auch falschen (und damit unwirksamen) Übersetzungsversuchen etwa von Symptomen in konkrete traumatisierende Erlebnisse. Viel wichtiger sind hier die ´kleinen´ Momente des Erstaunens, daß da plötzlich etwas (wieder) auftaucht, von dem man gar nicht wußte, daß es (noch) da ist, auch wenn es dabei um gar nicht so bedeutsam wirkende ´Inhalte´ geht. [*Ausbreitung und In-Bewegung-Setzen seelischer Prozesse*]

Weiterführend ist auch die Verwunderung darüber, daß ein anderer in der von ihr gespielten Musik etwas hören kann, was sie an etwas von sich selbst erinnert. Diese Verwunderung läßt eingefahrene Zirkeldrehungen anhalten und setzt eine Suchbewegung in Gang, läßt ein erstes Moment der Hoffnung aufkommen, daß Zusammenhänge doch auffindbar sind, daß Sinn etwas (selbst) Herstellbares ist.

Sind Wandlungen möglich?

Als quasi prognostisches Pendant zu der ´Diagnose´: "Da ist nichts. Sie haben nichts." ist mir bei diesen PatientInnen auffällig häufig die inzwischen von ihnen selbst schon übernommene Einschätzung begegnet, daß sie nicht erwarten dürften, daß sie jemals wieder frei von den quälenden Symptomen werden könnten, sondern "lernen" müßten, "mit den Symptomen zu leben". Ich halte diese Einschätzung für ebenso unbegründet wie in ihrer psychologischen Wirkung fatal.

Zunächst ist es natürlich allein von der medizinischen Kategorienbildung her einfach unlogisch, eine Prognose für ein diagnostisch gar nicht existentes oder zumindest nicht diagnostiziertes Krankheitsbild abzugeben. Nun erfolgt diese Einschätzung ja auch nicht in wissenschaftlichen Zusammenhängen, sondern im Alltag der haus- oder fachärztlichen Praxis und entspricht sicher oft den persönlichen Erfahrungen der Ärztin oder des Arztes, die bzw. der vielleicht schon über Jahre viele solcher PatientInnen erlebt hat, ohne daß hier Besserungen eintraten. Dennoch wäre es korrekter, sich keine prognoseähnliche Einschätzung über Erscheinungsbilder zu erlauben, deren Entstehung und Entwicklung aus medizinischer Sicht (im engeren Sinne) nicht klärbar sind, deren Wirkungszusammenhang medizinisch nicht verstanden werden kann.

Katamnestische Untersuchungen, die eine statistische Wahrscheinlichkeit für eine günstige oder ungünstige Prognose ermöglichen würden, sind im Bereich funktioneller Störungen ausgesprochen selten. (Zu prognostischen Aussagen im Hinblick auf unterschiedliche Bereiche funktioneller Störungen vgl. Uexküll 1985. Interessanterweise taucht der in anderen Bereichen jeweils angegebene Punkt ´Prognose´ im Kapitel ´Primärer Kopfschmerz´, S. 565 ff., nicht auf. Die Aussagen zum Erfolg einzelner Behandlungsverfahren bleiben auffällig vage.) Prognostische Forschung in diesem Bereich ist notwendigerweise methodisch schwierig, zum einen aufgrund der im einzelnen ungeklärten Frage, inwieweit gleiche Symptome auch auf vergleichbare Ursachen hinweisen, zum anderen, weil die Frage möglicher Artefakte durch die Unangemessenheit des üblichen Umgangs mit diesen PatientInnen methodisch nur schwer handhabbar ist. Darüber hinaus ist allerdings auch zu vermuten, daß das allgemeine Forschungsinteresse eher schwach ist, da funktionellen Beschwerden nur ein geringer Krankheitswert zugesprochen wird. Das wird aber auch gesundheitspolitisch nicht der Tatsache gerecht, daß hier enorme Kosten für die Krankenkassen entstehen, die vermutlich gesenkt werden könnten, weil davon auszugehen ist, daß die langjährige Chronifizierung funktioneller Beschwerden und ihre Folgen vermeidbar wären, wenn eine angemessene Behandlung früher gefunden werden könnte.

Eine allgemeine Vorstellung von Heilungs- oder Besserungsmöglichkeiten funktioneller Störungen läßt sich m. E. am ehesten aus dem Vergleich mit den sogenannten hysterischen Symptomen gewinnen. Wie die Hysterie widersprechen die funktionellen Störungen dem "Schema der Körpermaschine", wie Christina von Braun (1985) dies so vortrefflich beschreibt: "Die schönen und ordentlichen Gesetze und Funktionen, die das abendländische Denken dem Körper auferlegt hat - sie werden von der Hysterie nicht beachtet. Damit widerlegt die Hysterie aber die Existenz der "Körpermaschine" überhaupt. Ein Automat ist nur dann reproduzierbar, in Serie herstellbar, wenn er immer nach den gleichen Gesetzen funktioniert. Tut er es nicht, ist er kein Automat, ist der Körper also keine Maschine" (ebendort, S. 21 f.). Auch die Schmerzen, Beschwerden und Symptome der

Nichts ist ohne Grund 25

hier beschriebenen PatientInnen dürften gemäß den ergebnislosen medizinischen Untersuchungen gar nicht sein - was vielleicht noch einmal von einem anderen Blickwinkel her verstehbar macht, warum sie für die Medizin tendenziell ein ´Ärgernis´ darstellen. Meines Erachtens gilt auch für sie, was Chr. von Braun als durchgängiges Charakteristikum der sogenannten hysterischen Symptome - bei aller Vielfalt ihrer Erscheinungsformen - beschreibt: "Sie sind organisch nicht erklärbar, sind (potentiell) rückgängig zu machen und verschwinden oft schlagartig und auf ebenso unerklärliche Weise, wie sie entstanden sind" (ebendort, S. 28).

Wie den klassisch als hysterisch beschriebenen Symptomen gelingt es dem Seelischen im Falle der funktionellen Störungen, soweit ins Körperliche einzugreifen, daß die ansonsten im körperlichen Bereich beobachtbaren Wirkungszusammenhänge und Gesetze partiell außer Kraft gesetzt werden, so daß es so scheint, als gäbe es eine Wirkung ohne Ursache. Anders als bei den Psychosomatosen im engeren Sinne, bei denen es materialiter zu einer organisch-manifesten Schädigung kommt, bleibt das Eingreifen des Seelischen aber auf einer umkehrbaren Ebene, eben weil es zwar das Funktionieren des Körperlichen auf quasi ungesetzmäßige Weise verändert, (daher auch der Begriff der ´funktionellen Störung´) jedoch nicht in die materiale Ebene eingreift. Die Frage der Wahrscheinlichkeit, ob das Seelische diesen Lösungsweg zugunsten eines anderen aufgeben kann und wird, hängt damit allein von psychologischen Gesichtspunkten ab.

Eine psycho-logische Sicht auf Gründe und Wirkungszusammenhänge funktioneller Störungen beinhaltet aber zugleich eine kategorial andere prognostische Hinsicht als dies vom Bild der "Körpermaschine" mit ihren reproduzierbaren und vorhersehbaren Gesetzmäßigkeiten her geschieht. Kategorial ist im Seelischen Gegenwart der Drehpunkt von einer Vergangenheit, die uns in unserer historischen Gewordenheit bindet und bestimmt, in eine Zukunft, die dennoch ein offener, noch nicht bestimmter - und damit auch nie gänzlich vorhersehbarer - Raum ist. Das ist weder idealisierend gemeint noch soll es einer Sichtweise das Wort reden, die meint, es reiche aus, "alles positiv zu sehen"; noch darf dies in der Weise mißverstanden werden, als sei die Patientin "selber schuld", denn sie könne ihre Beschwerden aufgeben, wenn sie es nur "wolle". Es bedeutet nicht mehr und nicht weniger, als daß wir auf die Frage, ob die Beschwerden aufhören werden, psychologisch korrekterweise nur eine Antwort geben können: "Wir wissen es nicht."

Die damit gemeinte Aussage, daß im psychologischen Raum eine Prognose im strengen Sinne *kategorial* nicht möglich ist, mag denen, die in der Psychologie einer (inzwischen von den Naturwissenschaften nicht mehr vertretenen) naturwissenschaftlichen Paradigmatik anhängen, unerträglich oder als ein immanenter wissenschaftlicher ´Schönheitsfehler´ der Psychologie erscheinen, und sie ist zugegebenermaßen derzeit nicht gerade förderlich im Hinblick auf die gesundheitspolitische Anerkennung psychotherapeutischer Behandlungen. Sie in aller Deutlichkeit dennoch zu treffen, ist m. E. unabdingbar, will man nicht den wissenschaftlichen Diskurs zugunsten der besseren Anpassung gänzlich aufgeben.

Sie steht im Zusammenhang mit der im Sinne eines wissenschaftlichen Paradigmas nicht beweisbaren Grundvorstellung, daß das menschlich Seelische wesentlich dadurch charakterisiert ist, daß es - im Unterschied zu anderen Bereichen des Lebendigen - zum Zeitpunkt der Gegenwart auf die Zukunft hin das Moment der Unbestimmtheit und Freiheit beinhaltet - bei gleichzeitiger Anerkennung der Gebundenheit des historisch Gewordenen und der gegenwärtig und zukünftig mitbestimmenden Momente der materiellen und gesellschaftlichen Wirksamkeiten. Dabei gilt es zu berücksichtigen, daß die umgekehrte Vorstellung der Möglichkeit einer Vorhersage im Zusammenhang psychologischer Behandlung ebenfalls eine paradigmatische Grundaussage beinhaltet, und zwar die, daß auch im menschlich Seelischen eine vom Individuum und einem ihm zuzusprechenden Moment der Freiheit unabhängige Gesetzmäßigkeit herrsche, die durchgängig determiniert und durch den Einfluß einer psychologischen Behandlung determinierbar sei.

Auch in diesem Zusammenhang besteht m. E. ein enges Verhältnis zwischen solchen nur scheinbar ´philosophisch abgehobenen´ Grundfragen und der konkreten und alltäglichen Praxis. Zwar zeigt uns jedes Einzelbeispiel eines Menschen, der trotz einer Negativ-Prognostik seine Beschwerden überwunden hat, daß die Offenheit des seelischen Raumes sich nicht gänzlich verstellen läßt. Dennoch scheint es mir förderlicher zu sein, wenn sich das Seelische nicht auch noch *gegen* eine wissenschaftlich letztlich nicht begründbare Negativ-Prognostik durchsetzen muß, sondern Verwandlungsimpulse in der Offenheit des Behandlungsraumes Resonanz finden. Auf der Ebene der therapeutischen Grundhaltung geschieht dies m. E. am ehesten im Zugeständnis unseres Nicht-Wissens im Hinblick auf den konkreten individuellen Einzelfall, unabhängig davon, ob dies nun explizit ausgesprochen wird oder nicht.

Die Tendenz, PatientInnen ´Hoffnung machen´ zu wollen, ist zumeist ebenso Zeichen einer unverarbeiteten und agierten Gegenübertragung wie die Resignation der negativen Prognostik. Insofern müssen wir davon ausgehen, daß beides den therapeutischen Prozeß eher behindert. Hoffnung ist zwar nach meiner Erfahrung ein wichtiges Agens verändernder Prozesse oder läßt sich als deren Vorankündigung beobachten, ändert aber nichts daran, daß wir Hoffnung in anderen Menschen nicht *herstellen* können, sondern bestenfalls dazu in der Lage sind, einen Raum zur Verfügung zu stellen, in dem im anderen Hoffnung aufkeimen kann.

Im Anders-Werden, darin, daß die Patientin sich und die Welt verändert erlebt - und sei es zunächst ´nur´ in diesem Moment aufkeimender Hoffnung auf Veränderung - *erlebe* ich am deutlichsten das oben paradigmatisch beschriebene Moment der Freiheit des anderen. Insofern gründet dieses Paradigma letztlich in einer Seherfahrung. Eine vergleichbare Seherfahrung findet sich bei anderen Therapeuten z. B. mit den Begriffen der ´Begegnung´ (Petersen 1987) oder dem ´Unvermittelbaren´ und ´Dritten´ (Knill 1990) beschrieben. An der Qualität dieser Seherfahrung liegt es auch, daß ich in diesem Zusammenhang den in der Philosophie sonst gebräuchlichen Begriff der menschlichen Freiheit der *Entscheidung* nicht benutze, da die Qualität einer Entscheidung, die uns eher an bewußte und willentliche Akte denken läßt, der erlebbaren Qualität *dieser* Momente *nicht* gerecht wird.

Mit der hier postulierten Offenheit des Behandlungsraumes, die sich als Komplement zur kategorialen Freiheit der PatientInnen versteht, ist eine paradoxe therapeutische Haltung gemeint, die sich am ehesten an ihren negativen Eckpunkten verdeutlichen läßt: Es darf einerseits nicht *unser* Ziel sein, daß die PatientInnen von ihren Symptomen im engeren Sinne befreit werden, wir dürfen andererseits nicht in ein gegen den bewußten Wunsch der PatientInnen opponierendes Gegenteil verfallen, wie dies bisweilen in der therapeutischen Position geschieht, das Verschwinden der Symptome sei "völlig unwichtig". Die Behandlung richtet sich auf eine Verbesserung der Entwicklungsmöglichkeiten des Seelischen: Ob das Seelische im Einzelfall seine Entwicklung im *Aufgeben der Symptome* oder in einem veränderten Leben *mit ihnen* findet, muß für uns als Ergebnis einer Behandlung gleich *gültig* sein, ohne daß wir der Patientin und ihrem Leiden gegenüber gleichgültig sind.

Die Rolle der Musik

Vor dem Hintergrund dieser Aspekte einer therapeutischen Haltung, die zunächst unabhängig von den Medien der Behandlung ist, sollen auch im Zusammenhang mit der Frage nach den Wandlungsmöglichkeiten noch einmal einige Gesichtspunkte herausgehoben werden, die sich auf das Behandlungsmittel Musik beziehen.

Musik ist dem leiblichen Erleben verwandter als Sprache, sie ist dennoch nie ganz körperlicher Ausdruck, sondern immer auch symbolisch. Sie bietet sich daher als Vermittlerin an zu dem, was im Körperlichen sprachlos geworden ist und kann als (Rück-) 'Übersetzerin' ins Seelische wirksam werden. Sie kann zum Mittel-Ding (vgl. Heubach 1987, S. 82 ff) zwischen dem sich zunehmend zurückziehenden Seelischen und den 'Dingen' der Welt werden. Der aktive Handlungsvollzug des Improvisierens bietet dem Zer-Mittelten eine andere Verfassung an als dies die Sprache und andere Handlungsformen des Alltags können: Musik ist ein Medium, welches sich durch eine 'leichte' Plastizierbarkeit und Beeinflußbarkeit auszeichnen kann, insbesondere, wenn dies durch die mitspielende Therapeutin verstärkt wird. Die Musik kommt damit oft der Flüchtigkeit einer wiederbeginnenden Empfindungswelt entgegen und macht häufig hörbar, was sich gegen die größere Widerständigkeit von Sprache (noch) nicht durchsetzen könnte.

Dort, wo im Schmerz die Welt nur noch als unerträglich eindringlich, als Nötigung und viele Alltagshandlungen als Zumutung erlebt werden, kann sich der Patientin in der Musik ein Medium eröffnen, in dem sie sich nicht mehr nur als Opfer, sondern auch als Einflußnehmende, als bewirkend Handelnde erleben kann. Eine solche Drehung vollzieht sich bisweilen aus zunächst scheinbar seelenlos-sinnlos wirkendem 'Vor-sich-hin-Klimpern', indem die Patientin plötzlich und unerwartet etwas - quasi *in dem* gespielten *Instrument* - 'entdeckt'; eine kleine melodische Phrase, ein rhythmisches Motiv oder einen besonderen Zusammenklang, aber - obgleich 'es' aus dem Instrument zu kommen scheint - zugleich *sich* als diejenige erlebt, die dieses Stück Musik produziert und hervorgebracht hat. In dieser Wendung entsteht (wieder) der Keim von Intentionalität, den wir bei diesen PatientInnen oft vergeblich suchten, und den niemand für einen anderen Menschen herstellen kann.

Obwohl Reduktion und Kargheit der seelischen Formenbildung sich meist auch im musikalischen Spiel der PatientInnen niederschlägt, bietet das musikalische Medium dennoch weiterführende Entwicklungsmöglichkeiten an, indem es der vorhandenen Formenbildung 'entgegenkommt'. Im Gegensatz zu dem bei Leikert (1990) herausgestellten Grundzug der Improvisation als der 'Schnellsten aller Welten' erlaubt die Musik eben auch - wenn es nicht um eine künstlerisch-ästhetische Gestaltung geht - Wiederholung und Redundanz, ohne daß sie dadurch *als Musik* zerstört oder sinnlos würde. Dadurch ist dem

Nichts ist ohne Grund 29

Seelischen die Zerdehnung des ´Wenigen´ möglich, ohne daß die Ausdrucksbildung und die Kommunikation abreißen.

[Marginalie: Zerdehnung des 'Wenigen']

Die Bedeutung des Anders-Werdens in der musikalischen Zerdehnung, die m. E. eher auf eine strukturelle Grundlage des Empfindens ausgerichtet ist, als daß es hier um eine Unterdrückung oder Verdrängung bestimmter Gefühle wie Ärger, Wut oder Trauer geht, kann ich nur metaphorisch beschreiben: Im Schmerz oder anderen Symptomen scheint sich mir das Seelische so zusammengeballt verdichtet zu haben, daß Formenbildungen quasi aufgrund eines ´Raummangels´ nicht mehr ausgestaltet werden und Empfindungen sich nicht mehr breit machen können, während darum herum ein quasi material- und bewegungsloser Hohlraum zu entstehen scheint, der in der Empfindung dann als Leere, Depression und Sinnlosigkeit auftaucht. Das musikalische Spiel als Handlung und als Material versetzt - weiterhin bildhaft gesprochen - die Leere des ´Hohlraumes´ in Schwingung und ermöglicht einzelnen Momenten dessen, was sich in den Zusammenballungen des Kernes zur Formlosigkeit verdichtet hat, eine Ausbreitung in den so wieder formenbildbaren Raum. Auf diese Weise wird aus der Leere wieder so etwas wie ein ´offener seelischer Raum´, in dem Empfinden entstehen, sich ausbreiten und in seiner Vielfalt differenzieren kann.

Fallbeispiel 2

Die Fragen des Anders-Werdens, der Charakteristik der Wandlungen und des Bewerkstelligens soll nun abschließend ebenfalls an einem Fallbeispiel konkretisiert werden. Es handelt sich auch hier um das oben beschriebene stationäre Setting mit einer Behandlungsdauer von sieben Wochen.

Der 43jährige Herr Christoph berichtet im Aufnahmegespräch von Schmerzen in allen Gelenken, die seit 20 Jahren vor allem im Ruhezustand bestehen und sich in den letzten drei Jahren noch weiter verschlimmert haben. Außerdem leidet er seit einiger Zeit zusätzlich an Durchschlafstörungen und ist seit acht Monaten arbeitsunfähig. Er kommt auf Empfehlung des Hausarztes, dem er sehr vertraut und der ihn auf die psychotherapeutischen Möglichkeiten des stationären Aufenthaltes so vorbereitet hat, daß er mit zwar unspezifischen, aber insgesamt positiven Erwartungen in die Klinik kommt.

Die orientierende internistische und neurologische Untersuchung durch die ärztlichen Kollegen zeigt keine Befunde von Krankheitswert. Von pyknischer Statur befindet sich der leicht adipöse Patient in gutem gesundheitlichen Allgemeinzustand. Psychisch zeigt er sich als ein ernster und nachdenklicher

30 Tüpker

Mensch und - trotz der positiven Einstellung zur Klinik - allgemein eher zu Mißtrauen, Skepsis und Ironie neigend. Es fällt auf, daß er nicht gewohnt ist, über sich selbst zu sprechen, insbesondere nicht über seine Gefühle. Er neigt zu Rationalisierungen, und mit einer übermäßigen Selbstkritik scheint er sich vor erwarteten Kränkungen zu schützen. Ohne daß im engeren Sinne eine Zwangsneurose oder Zwangssymptome vorlägen, zeigt sich insgesamt die Tendenz einer zwanghaften Erlebens- und Verarbeitungsstruktur.

Herr Christoph ist verheiratet und hat drei Kinder im Alter zwischen sieben und fünfzehn Jahren. Er ist Beamter und wurde - ohne an diesen Entscheidungen selbst beteiligt gewesen zu sein - in den letzten Jahren häufiger versetzt. Er leidet sehr unter der beruflichen Situation, zum einen unter der Diskontinuität der Arbeit, aber vor allem unter der ihm fehlenden Anerkennung, die sich nicht nur, aber auch darin äußert, daß er bei ´anstehenden Beförderungen´ immer wieder übergangen wurde. Da er seiner Arbeit mit besonderem Pflichtgefühl nachgeht, sind ihm die Gründe rätselhaft, und es bleibt allein das Gefühl der Ungerechtigkeit.

Die psychotherapeutische Behandlung findet in einer Kombination von Einzelmusiktherapie und einer Gruppentherapie statt, wobei die Gruppe als geschlossene Gruppe zweimal wöchentlich zur Musik- und zweimal zur Gestaltungstherapie geht. Die folgende Darstellung verzichtet auf die verschiedenen Aspekte des Methodischen und versucht zusammenfassend die Entwicklung anhand einiger Wendepunkte nachzuzeichnen sowie anhand der in diesem Fall möglichen Katamnese, Aspekte des Bewerkstelligens nach dem Klinikaufenthalt aufzuzeigen.

In der ersten Musik, die in dieser Gruppe entsteht, spielt Herr Christoph die Altblockflöte. Während die Gruppe sich schnell auf einen gemeinsamen Puls einspielt, in dem die Musik dann - ohne daß einzelne SpielerInnen deutlich erkennbar würden - freundlich und relativ gleichbleibend ´vor sich hin trottet´, sorgt die Flöte für Belebung. Sie ist in ihren trillernden Einwürfen gut erkennbar und wird mehrfach in musikalischer Imitation und durch Lachen beantwortet.

Nachdem die Gruppe die Musik noch einmal vom Band angehört hat, zieht Herr Christoph daraus etwas, was er als (neue) ´Erkenntnis´ hervorhebt, was aber durchaus seiner Methodik der vorwegnehmenden Selbstkritik folgt: Er habe ja als einziger ´gegen die Harmonie´ gespielt, ´gestört´ und ´nicht gepaßt´. Das habe er nicht gewußt, daß er so zu seiner Umgebung stehe. Die Gruppe kann diese seine Methodik durch ihre freundlichen und anerkennenden Bemerkungen über sein Spiel an dieser Stelle *nicht* wenden, *aber* sie etabliert hier einen wichtigen Kontrapunkt, der sich dann in anderen Szenen fortsetzt und der die Voraussetzung dafür schafft, daß Herr Christoph die Bereitschaft der Gruppe, ihm Anerkennung und Wohlwollen zukommen zu lassen, aufnehmen und für sich nutzen kann. Das gelingt in einer paradoxen Bewegung: die Gruppe durchschaut den Abwehrcharakter der vorwegnehmenden Selbstkritik, begegnet ihm aber nicht mit Kritik, sondern mit einem Gespür für die abgewehrte Angst vor Kränkung. Sie verhält sich manchmal humorvoll entlarvend und weiß zugleich das herzustellen, was ihm fehlt: das Gefühl von Anerkennung und Eingebundensein, quasi unabhängig von ´Eigenarten´ und ´Macken´.

Vor diesem Hintergrund sind dann notwendige kritische Auseinandersetzungen möglich, ohne daß diese von Herrn Christoph im zwanghaften Formenkreis von ´schuldig´ oder ´Opfer-sein´ verarbeitet werden müssen. So z. B. über sein ´sprunghaftes Denken´, welches so viele Zwischenstücke ausläßt, daß andere ihn nicht verstehen können und er sich immer wieder falsch verstanden und unerkannt fühlt. Dabei wird auch deutlich, daß nicht nur das Nicht-Aussprechen wichtiger Übergänge, sondern auch seine verbalen Rationalisierungen, die bis hin zu einer Umdeutung von Begriffen gehen, verhindern, daß er (richtig) verstanden wird. Umdeutungen, die bewirken, daß seine Beziehung zu anderen Menschen als kühl, distanziert, gefühllos erlebt wird, was ihn kränkt und wodurch er sich in seinen Empfindungen unerkannt fühlt.

So behauptet er z. B. im Hinblick auf die panikartige Abreise eines Patienten aus der Gruppe, die bei allen Mitgliedern große Betroffenheit auslöst, daß dies auf ihn ´keine Wirkung´ habe. Es gelingt in der Gruppe, die aufkommende Aggression gegen ihn in das entlastende Verstehen zu wenden, daß er seine Empfindung der Trauer über diese Abreise nicht als ´Wirkung´ bezeichnet, sondern von Wirkung nur zu sprechen wagte, wenn sich diese in eine konkrete Handlung umsetzen würde: "Hinterherfahren und ihn zurückholen, das wäre eine Wirkung".

Parallel dazu kommt es in der Einzeltherapie zu einer wichtigen Wendung, die sich ebenfalls auf seine hohen Über-Ich-Ansprüche bezieht, denen gegenüber er einerseits immer versagen muß und die ihm zugleich die Wärme und Einbindung vorenthalten, derer er so dringend bedarf. Er stellt im Gespräch fest, daß er "alle Menschen gleich behandelt" bzw. diesem Anspruch als Ideal folgt, ob es sich nun um seine (geliebte) Familie handelt, die Chefs (die er nicht mag), die Kollegen (von denen er sich angefeindet fühlt) oder die Bürger, die mit ihm sehr unterschiedlich umgehen, denen er aber allen gleich als vorbildlicher Beamter "dienen" will. Daß dieses Vermeiden(-Wollen) jeder Vorliebe und jeglicher Gewichtung - im Handeln wie im Erleben - irgendwie problematisch sein könne, bezweifelt er.

Mir fällt die ´Gleichbehandlung der Töne´ in der Dodekaphonie ein. ´Welch eine Verkehrung´, schießt es mir durch den Kopf: Mit dem Mittel, mit dem Schönberg erfolgreich die ´Emanzipation der Dissonanz´ und die Lösung von harmonikaler Bindung bewirkte, versucht hier einer, Harmonie zu erreichen. Das sage ich so nicht, aber ich schlage in diesem Gespräch vor, zwei Improvisationen zu spielen: In der ersten sollen alle Töne ungewichtet gleich behandelt werden, in der darauffolgenden sind Bevorzugungen und Gewichtungen erlaubt.

Im ersten Spiel, für das Herr Christoph das Xylophon wählt, wird beeindruckend deutlich, wie gut er - auch in der musikalischen Umsetzung - die Methodik der Gleichbehandlung beherrscht. (Die Erfüllung der ´Aufgabenstellung´ gelingt ihm deutlich besser als der am Klavier mitspielenden Therapeutin.) Die Musik meidet nicht nur jede tonale Zentrierung, auch rhythmisch gibt es keine Bevorzugungen und Gewichtungen, so daß eine Musik entsteht, die - soweit dies möglich ist - quasi keine musikalische Formung entstehen läßt und im Charakter trostlos und irgendwie sinnlos wirkt. Im zweiten Spiel (Metallophon - Klavier) entsteht durch die Bevorzugung und Betonung des C schnell eine tonale Zentrierung, die sich - durch die völlige Vernachlässigung aller nicht zu C-Dur gehörigen Töne - zu einem harmonischen Spiel in C-Dur ausbaut, welches sich auch rhythmisch, dynamisch und formal ausgestaltet. Dieses Spiel wird sehr lang, "weil es so schön war", wie er hinterher erläutert.

Diese direkte Übersetzung ins Musikalische mag von außen vielleicht banal wirken. Herr Christoph erlebt in diesen beiden Spielen in umwandelnder sinnlicher Evidenz die eigene Entdeckung des "Geheimnisses der Harmonie" und versteht daran, daß alle Anstrengung, sie mittels seiner Methodik der ´Gleichbehandlung´ zu erlangen, ihn immer nur weiter von dem entfernt, was er damit zu erreichen sucht. Diese sich ereignende Wandlung setzt Erinnerungen frei, die die Entstehung dieser Konstruktion verstehbar werden lassen: Als schwerkrankes Kind war er über lange Zeiträume vom Spiel mit anderen Kindern ausgeschlossen. Der realen eigenen Einwirkungsmöglichkeiten, wie auch dem Erleben ihrer Grenzen beraubt, träumte er sich in der Phantasie in das Selbstbild eines guten und gerechten Königs eines grenzenlosen Reiches.

Wie dieses weitergelebte Selbstbild in schmerzhaftem Widerspruch insbesondere zu den Einwirkungsmöglichkeiten als ´kleiner Beamter´ steht, taucht anhand dieses Bildes in den weiteren Stunden immer wieder auf. Der nun ansatzweise verstehbare Zusammenhang zu den Gliederschmerzen im Sinne der psychischen Stauchung, des vergeblichen Sich-Stemmens gegen Unverrückbarkeiten, auch der gebremsten Aggressivität auf der einen und des Stauens von bevorzugenden Gefühlen auf der anderen Seite wird kaum direkt angesprochen. Er wird spürbar darin, daß die Schmerzen nun schwächer werden und seltener auftreten.

Im weiteren kommt es dann in einem vergleichbaren Aufgeben-Können seines ´Kämpfens in die falsche Richtung´ zu einer spontanen Wendung seiner Durchschlafstörungen. Wie früher der durch die schweren Krankheitsschübe bedingten Schwäche versucht er, seinen Schlafstörungen durch ein ´Immer-Mehr´ an sportlicher Betätigung zu begegnen. Meine einfache Bemerkung, vielleicht überreize er sich ja, könne nicht zur Ruhe kommen wie ein *übermüdetes* Kind, kann vermutlich nur vor dem Hintergrund der ersteren Wendung die erstaunliche Wirkung haben, daß er nicht nur diesem Einfall folgt und sehr viel weniger tut, sondern daraufhin sofort tief und lang schläft.

Noch einmal entsteht anhand eines musikalischen Spiels in der Einzeltherapie eine Szene, in der er sich anders erlebt. Ausgehend von dem Wunsch, der Problematik mit den Kollegen auszuweichen, kommt ein Spiel zustande, in dem er die Phantasie umsetzen will, wie schön es wäre, allein zu arbeiten, dann könne er endlich ungebremst richtig loslegen. Die entstehende Musik, die er auch real allein - ohne die Therapeutin - am Metallophon gestaltet, klingt gar nicht nach ´Loslegen´. Es entsteht ein traumverlorenes, besinnlich zartes Spiel, schwebend in (positiv verstandener) Ziellosigkeit Raum gewährend. Dieses von ihm wohltuend erlebte Spiel gefällt ihm auch beim Abhören des Tonbandes und überrascht ihn zugleich. Er arbeite überhaupt nicht so, sondern sehr gezielt nach Plan, ganz anders als diese Musik. Ihm wird daran der Kontrast zweier Bilder deutlich: Der rationale, kräftige, erwachsene Mann, als der er anderen erscheinen muß, und die zarte Empfindsamkeit, die er schützend in sich verschlossen hat, nicht zeigt und die auf diese Weise kaum Resonanz erfährt, sondern gerade durch ihr Unerkanntbleiben immer wieder verletzt und gekränkt wird.

Seinem Bemühen, hier in der Gruppe anderen mehr ´von dieser Seite´ zu zeigen, über seine Empfindungen zu sprechen, welches schon als der Beginn eines Bewerkstelligens zu verstehen ist, kommt die hohe Sensibilität der Gruppe entgegen, so daß diese Bemühungen in dieser Umgebung durch ´Erfolgserlebnisse´ unterstützt werden. Die Gruppe setzt dabei die oben beschriebene doppelte Bewegung fort. Sie weiß um seine ´warme´ und gefühlvolle Seite, zeigt ihm dies in offener Sympathie und deckt zugleich immer wieder humorvoll auf, wenn er z. B. kleine alltägliche Konflikte im Schema ´immer ich´ (bin das Opfer) zu verarbeiten droht. Auch hierin gelingt ihm schon ein erstes Bewerkstelligen, wenn auch eher ´im Kopf´. Daß er als einziger in der Familie kein Instrument gelernt hat, konnte er bisher nur als Kränkung und in der Zuordnung des (wieder einmal) Opfer-Seins (der Umstände) verarbeiten. Jetzt ´bekennt´ er in einer Einzeltherapiestunde, in der nicht gespielt wird, seine große Liebe zur Musik und sagt, ihm sei klar geworden, daß sein Argument, das Notenlesen nicht gelernt zu haben, "nur eine müde Entschuldigung" sei, denn er wisse, daß er gut höre, daß er musikalisch sei, und wenn er sich dazu entschließe, was er noch nicht entschieden habe, dann werde er auch ein Instrument lernen.

Der Beginn eines aktiveren In-die-Hand-Nehmens der eigenen Lebensgestaltung zeigt sich gegen Ende auch noch einmal in zwei Szenen in der Gruppe, in denen er zugleich die anfänglich als Erschrecken erlebte Differenz - vor dem Hintergrund des Gefühls der Integration in der Gruppe - aktiv ausgestalten kann, ohne Schuldgefühle, als etwas, was auch sein darf. In der ersten Situation arrangieren einzelne aus der Gruppe jeweils ein Spiel, in dem sie Instrumente zuteilen und Vorgaben nach ihren Wünschen machen. (Ausgangspunkt war ein Gespräch um die Thematik des Bestimmens und Bestimmt-Werdens.) Herr Christoph nutzt sein ´Arrangement´ dazu, die Therapeutin vom Klavier zu vertreiben und einmal etwas ganz anderes zu machen: Er übt mit ziemlich viel Durchsetzungsvermögen erst "Hänschen klein" und dann "Fuchs, Du hast die Gans gestohlen" ein. Die darin auch enthaltene Aggression ist allen lustvoll erlebbar und in dem ´Gaudi´, den dieses Arrangement auslöst, gut aufgehoben.

In der vorletzten Gruppenstunde kommt es dann zu einem Gruppenspiel, in dem Herr Christoph in abrupten Einwürfen mit wutverzerrtem Gesicht auf der Pauke alles andere ´niederspielt´. Mit einem entspannten Aufatmen sagt er hinterher, das habe ihm sehr gutgetan, er habe damit seine ganzen Schmerzen hier gelassen. In der letzten Gruppensitzung zeigt sich Herr Christoph von einer Seite, die die Gruppe wohl schon aus Situationen außerhalb der ´offiziellen´ Treffen kennt, ich aber noch nicht: Er ist vergnügt und ausgelassen, zeigt eine jungenhaft fröhlich-freche Seite, die ihm wohl in den letzten zehn Jahren verloren gegangen war.

Die Beurteilung des ´Erfolges´ der Behandlungen war in dieser Klinik dadurch begrenzt, daß Katamnesen im Setting der Klinik nicht regulär vorgesehen waren. In diesem Fall war eine Katamnese möglich, da (mit einer Ausnahme) die gesamte Gruppe nach einem Jahr ein Treffen untereinander und mit mir organisierte.

Herr Christoph berichtet bei diesem Treffen, daß die Gelenkschmerzen und die Schlafstörungen nicht mehr aufgetaucht sind. Daß er dennoch eine ambulante Gruppentherapie begonnen hat, zeigt, daß sich hier die Blickwendung auf das Seelische seiner Konflikte stabil vollzog. Die Konflikte am Arbeitsplatz haben sich in seinem Erleben eher verschlimmert, zusätzlich hat sich eine geplante berufliche Veränderung zerschlagen. Während sich diese Konflikte aber zuvor in seinen Erzählungen als ausschließlich von außen kommend anhörten, ist jetzt die Hoffnung spürbar, sie durch weitere Entwicklungen in der Therapie selbst beeinflussen zu können. Auf seine Ausführungen darüber, daß die andere Gruppe ihn nicht so gut verstehe wie diese hier, reagiert die Gruppe zwar geschmeichelt, aber ebenso mit Distanz und Ermutigung, und auch er selbst gibt offensichtlich nicht auf, sondern scheint die Erfahrung weiter umzusetzen, daß Verstanden-Werden auch etwas mit Sich-verständlich-Machen zu tun hat.

Veränderungen haben sich in der Familie ergeben. Er wagt Auseinandersetzungen, durch die er dann neue Erfahrungen mit den anderen macht und erlebt, daß festgeschriebenes Rollenverhalten wandelbar ist. Auf der anderen Seite berichtet er, daß er sich oft auch zurückziehe und gemerkt habe, daß er auch das Allein-Sein brauche. Als die Gruppe das lachend damit beantwortet, daß er dazu doch immer schon geneigt habe, sagt er ernst, das möge ja so sein, aber nun habe er das eben auch selbst erkannt, und das sei schließlich etwas ganz anderes.

Strukturell ist in seinen Erzählungen - in Kleinigkeiten und beiläufigen Formulierungen - deutlich, daß er Gewichtungen und Differenzierungen macht. So berichtet er, ihm sei bei seiner Rückkehr aufgefallen, daß er nur einen ´wirklichen Freund´ habe, die anderen seien nur ´Bekannte´. Auch in Erzählungen über einzelne Mitglieder seiner Familie spürt man, daß er es wagt, Unterschiede zu erleben und zu machen. Er wird insgesamt als ein Mensch erlebbar, der auf dem Wege ist, dies auch weiß und sich darin ernst und wichtig nimmt.

Literatur

Adler, Rolf in Uexküll (1986): Psychosomatische Medizin (3. Aufl.). Urban & Schwarzenberg, München (S. 551 ff.)

Arnold, W., Eysenck, H. J. & Meili, R. (1988): Lexikon der Psychologie. Herder, Freiburg i. B., 6. Aufl. (S. 19

Bauer, M. et al. (1973): Psychiatrie. Thieme, Stuttgart

Braun, Christina von (1985): Nicht ich: Logik, Liebe, Libido, Neue Kritik, Frankfurt a. M.

Bräutigam, Christian & Christian, Paul (1986): Psychosomatische Medizin. Thieme, Stuttgart

Duden (1963), Bd. 7 unter ´Schmerz´ und ´mürbe´. Dudenverlag, Mannheim/Wien/Zürich

Grootaers, Frank (1983): Gruppenmusiktherapie aus ganzheitlicher Sicht. In: Musiktherapeutische Umschau, Band 4, Heft 4. Fischer, Stuttgart

Grootaers, Frank (1994): Fünf Vorträge über Musiktherapie und Morphologie in der Psychosomatik. Materialien zur Morphologie der Musiktherapie, Heft 6. IMM Zwesten

Heubach, Friedrich W. (1987): Das bedingte Leben. Theorie der psycho-logischen Gegenständlichkeit der Dinge. Fink, München

Hau, Theodor (Hrsg.) (1986): Psychosomatische Medizin. Verlag für angewandte Wissenschaften, München

Husserl, Edmund (1913): Ideen zu einer reinen Phänomenologie und phänomenologischen Philosophie

Kant, Immanuel (1781): Kritik der reinen Vernunft. Aufl., 1974, Suhrkamp, Frankfurt a. M.

Kisker, K. P. et al. (1987): Psychiatrie, Psychosomatik, Psychotherapie. Thieme, Stuttgart

Knill, Paolo (1990): Das unvermittelte Heilmittel oder das Dritte in der Kunsttherapie. In: Petersen, Peter (Hrsg.): Ansätze kunsttherapeutischer Forschung. Springer, Berlin-Heidelberg-New-York

Materialien zur Morphologie der Musiktherapie (1991). "Argumente", Heft 4. IMM Zwesten

Leikert, Sebastian (1990): Die Lust am Zuviel. Der Wirkungsraum der Instrumentalimprovisation. In: Zwischenschritte. Bouvier, Bonn

Peters, Uwe Hendrik (1984): Wörterbuch der Psychiatrie und medizinischen Psychologie. Urban & Schwarzenberg, München

Petersen, Peter (1987): Der Therapeut als Künstler. Junfermann, Paderborn

Redlich, Fredrick C. & Freedman, Daniel (1976): Theorie und Praxis der Psychiatrie, Bd. 1 und 2. Suhrkamp, Frankfurt a. M.

Salber, Wilhelm (1989): Der Alltag ist nicht grau. Alltagspsychologie. Bouvier, Bonn

Schopenhauer, Arthur (1818): Die Welt als Wille und Vorstellung. Aufl., 1977. Diogenes, Zürich

Straus, Erwin (1956): Vom Sinn der Sinne. Springer, Berlin-Heidelberg-New-York, Reprint 2. Aufl.

Stowasser (1965): Lateinisch- deutsches Schulwörterbuch. Freytag, München

Tüpker, Rosemarie (1988): Ich singe, was ich nicht sagen kann. Zu einer morphologischen Grundlegung der Musiktherapie. Bosse, Regensburg Neuauflage als Band 3 dieser Reihe)

Tüpker, Rosemarie (1990): Musiktherapie in der Psychosomatik. In: Deutsche Krankenpflege-Zeitschrift, Heft 10/1990. Kohlhammer, Stuttgart

Tüpker, Rosemarie (1992a): Musik und Sprache als Mittel in psychologischer Behandlung und Forschung. In: Materialien zur Morphologie der Musiktherapie, Heft 5. IMM Zwesten

Tüpker, Rosemarie (1992b): Zur Bedeutung künstlerischer Formenbildung in der Musiktherapie. In: Decker-Voigt, H.-H. (Hrsg.): Spiele der Seele. Traum, Imagination und künstlerisches Tun. Trialog, Bremen

Tüpker, Rosemarie (1993): Der Behandlungsauftrag der Musiktherapie. In: Zwischenschritte. Bouvier, Bonn

Tüpker, Rosemarie (vorauss. 1996): Leiden-Können, Methodisch-Werden, Anders-Werden, Bewerkstelligen. In: Lexikon der Musiktherapie, Hrsg. Decker-Voigt, H.-H., Hogrefe, Göttingen-Bern-Toronto-Seattle

Tölle, Rainer (1988): Psychiatrie. Springer, Berlin-Heidelberg-New-York, 8. Aufl.

Uexküll, Thure von (1986): Psychosomatische Medizin. Urban & Schwarzenberg, München-Wien-Baltimore

Weymann, Eckhard (1991a): Spielräume. Zur Wirkungsweise des Improvisierens in der Musiktherapie. In: Musik und Kommunikation, Bd. 2. Hrsg. Decker-Voigt, H.-H., Eres, Lilienthal-Bremen

Weymann, Eckhard (1991b): Neue Spielräume. Über das Improvisieren in der Musiktherapie. In: Aus der Seele gespielt. Hrsg. Decker-Voigt. Goldmann, München

Wundt, Wilhelm (1918): Grundriß der Psychologie. Kröner, Leipzig (S. 386)

Beziehungsformen in der musiktherapeutischen Arbeit mit psychotischen Patienten

"Wo treffen wir uns, wenn wir uns nicht treffen?"

Martin Deuter

Es geht im vorliegenden Text um den Versuch, Aspekte musiktherapeutischer Arbeit in der psychiatrisch-psychotherapeutischen Behandlung von Psychosen zu beschreiben. Dazu sind einige Vorüberlegungen notwendig. Sie betreffen zum einen die Beziehungsformen, mit denen wir in der Behandlung von Psychosepatienten zu tun haben; hierbei wird eine psychodynamische Sichtweise der Psychosen zugrunde gelegt.

Ein zweiter Bereich der Vorüberlegungen handelt von der Bedeutung, die der gemeinsamen Improvisation von Patient und Therapeut zukommt; hierbei geht es zunächst um eine kurze Darstellung der Begriffe und Vorstellungen, mit deren Hilfe das Spezifische der Improvisation erläutert werden kann. In Ergänzung dazu sollen die Besonderheiten der psychotischen Beziehungsstrukturen mit diesen Vorstellungen der Improvisation in Verbindung gebracht werden. Dabei wird sich eine Erweiterung der Begriffe ergeben: Die Begegnung mit psychotisch gefärbten Beziehungsstrukturen führt zu einer *modifizierten Haltung* in der Improvisation und zu einem *abgewandelten Setting*.

Es soll der "Ort" beschrieben, es sollen die Voraussetzungen deutlich werden, durch die in der Improvisation eine Begegnung innerhalb psychotischer Beziehungsstrukturen möglich werden kann. Daß dies mit Paradoxien zu tun hat, ist in der Überschrift angedeutet.

Das Bild der Psychose

Zu den Grundüberlegungen einer psychodynamischen Sichtweise der Psychosen gehört die Annahme, daß die seelischen Formenbildungen eines psychotisch geprägten Welterlebens prinzipiell einfühlbar und verstehbar sind. Psychotische Symptome werden somit nicht ausschließlich als Ausfallserscheinung und Störung angesehen, sondern ihnen wird eine sinnvolle psychodynamische Funktion zugestanden - nämlich die einer Abwehr gegenüber der Angst vor psychischer Desintegration. Die Entwicklung eines

Wahnsystems wird dabei weniger von der Untauglichkeit her gesehen, mit der das Wahnsystem einhergeht, gemessen an der Aufgabe, eine sinnvolle Weltorientierung zu ermöglichen; daß es sich um die *Entwicklung eines Systems* handelt, rechtfertigt in dieser Sichtweise, sich auf die Suche nach verstehbaren Bedingungen und dem Sinn des Systems zu machen.

Mit der Annahme "prinzipiell einfühlbarer und verstehbarer" Formenbildungen im psychotischen Erleben sollen weder die Grenzen zu neurotischen Symptombildungen verwischt noch die Schwierigkeiten übersehen werden, mit denen bei dem Versuch der Annäherung an fremdartige, widersprüchliche und bizarre seelische Verhältnisse zu rechnen ist. Die Annahme eröffnet jedoch erst die Möglichkeit, um zu den notwendigen Beobachtungen und Fragestellungen zu kommen, aus denen sich psychodynamische Theorien und Techniken der Behandlung von Psychosen entwickeln lassen.

Der methodische Ansatz der Musiktherapie, in der Improvisation dem Patienten ein Beziehungsfeld anzubieten (und damit auch nach Verstehensmöglichkeiten der entstehenden Strukturen zu suchen), macht in jedem Fall nur einen Sinn, wenn von der Annahme ausgegangen wird, daß die aufgefundenen Formen seelischer Verhältnisse in einen sinnvollen Zusammenhang zu bringen sind.

Entwicklungspsychologische Gesichtspunkte

Neben möglichen somatischen und psychosozialen Erklärungsansätzen psychotischer Entwicklungen stellt eine psychodynamische Sichtweise die Traumatisierung während einer frühen Phase der psychischen Entwicklung in den Vordergrund. In dieser Phase stellt sich die Entwicklungsaufgabe der *Selbst-Objektdifferenzierung* und der damit verbundenen *Selbstkonstituierung*. Dazu schreibt S. Mentzos:

"Diese Aufgabe (...) kann auch als ein potentieller Konflikt definiert werden, da hier starke Tendenzen in Richtung einer Individuation mit den entgegengesetzten Tendenzen in Richtung einer Beibehaltung der (bzw. eines Zurückkehrens in die) Symbiose oder in die Fusion konkurrieren. (...) Ungünstige primäre Objektbeziehungen, die eine konstruktive Lösung der ersten Aufgabe blockieren, tragen dazu bei, daß die allmählich entstehenden Selbst- und Objektrepräsentanzen unklar, unscharf, schwach ausgeprägt sind." (Mentzos 1992, S. 39)

Mentzos spricht im weiteren davon, daß die Grundaufgaben der seelischen Entwicklung mit der Notwendigkeit einhergehen, "vorgegebene Bipolaritäten zu integrieren" (ebd., S. 38). Die beiden Pole bestehen hier einerseits in der Tendenz zur Entwicklung eines abgegrenzten Selbstbildes und auf der anderen Seite in der Tendenz der Erhaltung einer ungetrennten Ganzheit von Subjekt und Objekt.

Auch bei späteren Entwicklungsaufgaben geht es um die Integration widersprüchlicher Tendenzen: bei der Aufgabe, die in der "Integration der positiven mit den negativen Anteilen sowohl im Selbst als auch im Weltbild" besteht und in der "Lösung des Gegensatzes von Autonomie und Abhängigkeit" (ebd., S. 39).

Lebendigkeit und Entwicklungsgeschehen stützen sich auf die Bewegungen, die aus der Spannung gegensätzlicher Strebungen entstehen. Zu den Aufgaben einer Entwicklung gehört es deshalb, so mit widersprüchlichen Polaritäten umzugehen, daß die enthaltene Spannung nicht aufgehoben wird, sondern in eine entsprechende Form integriert werden kann. Die zugrundeliegende Dynamik muß dabei erhalten bleiben, um für das Weiterleben und für eine Bereicherung des Systems sorgen zu können. Gelingt es nicht, die Spannung verschiedener gegensätzlicher Entwicklungstendenzen zu integrieren, kommt es zu "Pseudolösungen":

"Diese (können) sich entweder in einer Abwehr des Konfliktes insgesamt ausdrücken (z. B. durch Verleugnung und Externalisierung des Konfliktes) oder auf charakteristische Weise in der einseitigen starren Bevorzugung des einen Poles der jeweils hier implizierten Bipolarität (z. B. durch den totalen Rückzug im Autismus unter Vernachlässigung beziehungsweise Blockierung jeder Objektbezogenheit)" (ebd., S. 38).

"Wir werden sehen, daß der psychotische Prozeß in einem ersten Schritt das Aufgeben, das Aufopfern, das Exkommunizieren eines Teiles des Selbst darstellt und in einem zweiten Schritt aus Rekonstruktionsversuchen besteht, das das durch den ersten Schritt entstandene Vakuum (und das große Verlangen nach Erleben und Kontakt) ausfüllen soll (ebd., S. 23)."

Zu den Rekonstruktionsversuchen ist die Entwicklung einer produktiven psychotischen Symptomatik zu rechnen. Daneben bleibt der nicht oder nur unzureichend gelöste Grundkonflikt bestehen. Die nicht ausreichend ausgebildete Beweglichkeit in der Spannung zwischen Selbstabgrenzung einerseits und dem Bedürfnis nach Kontakt und Nähe andererseits lassen jede Annäherung zu einem Wagnis werden, das den alten (katastrophalen) Konflikt wiederbelebt.

"So werden oft nicht nur Trennungen und Verluste, sondern auch intensive Annäherungen und Liebschaften bei entsprechend strukturierten Personen von einer Verschlechterung (oder sogar einem ersten Auftreten) der psychotischen Symptomatik begleitet (ebd., S. 21)."

Hier wird ein Problem deutlich, das sich im psychodynamischen Umgang mit der Psychose und den daraus resultierenden Behandlungsansätzen ergibt: Eine Behandlung, die um das Verstehen der psychotischen Phänomene bemüht ist, erreicht dies durch das Angebot einer (therapeutischen) Beziehung und belebt damit wiederum den (bisher nur mit den Mitteln der psychotischen Verarbeitung lösbaren) Grundkonflikt. Daraus ergibt sich die Notwendigkeit, in der Behandlung ein Beziehungsgefüge zu ermöglichen, das sich nicht in der Wiederherstellung des Grundkonflikts und den daraus resultierenden psychotischen Abwehrformen erschöpft.

Zu den Bedingungen einer solchen Beziehungsform wird es gehören, den oben beschriebenen Konflikt zwischen den Tendenzen zur Individuation und der Rückkehr in die Symbiose nicht zu einer Frage von "entweder - oder" werden zu lassen. Statt dessen wird es darum gehen, ein Beziehungsfeld zu konstituieren, in dem die als unvereinbar erscheinenden Tendenzen von Individuation und Rückkehr in die Symbiose in einem "Sowohl-als-auch-Verhältnis" existieren können.

Dort, wo wegen der nicht gelungenen Integration der Gegensätze Beziehung vermieden wird, müßte nach *Vorformen* von Beziehung gesucht werden, innerhalb derer es möglich wird, die Spannung zwischen "Rückzugsleere" und "Objekthunger" auf ein erträgliches Maß (und überhaupt) zu regulieren.

Eine solche Beziehungs*vorform* wird in ihrer Ausprägung anknüpfen müssen an Phasen seelischer Entwicklung, die noch vor der Notwendigkeit einer Differenzierung von "Ich und Welt" und den damit verbunden Konflikten liegen. Welchen Anteil bei der Bemühung um die Herstellung dieser Beziehungssituation die Musiktherapie einnehmen kann, soll im weiteren verdeutlicht werden.

Psychotisches Erleben

"Die tiefenpsychologische Betrachtung faßt im allgemeinen den Psychosezustand als Rückgriff der Person auf noch undifferenzierte, urtümliche Erlebnisweisen auf. Dabei darf (...) unterstellt werden, daß der Rückzug in die Psychose einer Regression in den Basisbereich der Psyche entspricht. Die Analogie zu frühem kindlichen Verhalten bietet sich an (...) (Zielen 1987, S. 33)."

"Charakteristisch für die Psychose ist (...) eine jegliches Erleben bestimmende Erfahrung der *Andersartigkeit und Fremdheit.* (...) Das Unbekannte und

Neue strömt wie aus einem jenseitigen urtümlichen Bezirk ein und durchströmt das Bewußtsein. Dieser Bezirk scheint dem Ich ein schicksalhafter, von Mächten und Geistern erfüllter und belebter Ort. In ihm ist das Ich nicht mehr Sachwalter des Bewußtseins. Von einem übergreifenden magischen Erleben erfaßt, wird es nun gleichsam zu einem Teilchen im großen Lebensstrom, welcher es ebenso *verschlingt* wie *mitreißt* und *trägt*" (Hervorhebung d. Verf.). (ebd., S.32)

Im Behandlungsalltag der Klinik begegnen wir der im Zitat anklingenden Dramatik des psychotischen Erlebens nicht unbedingt. Wir haben es eher mit den verschiedenen Formen der Abwehr eines solch dramatischen Geschehens zu tun.

Dabei spielt auch die Behandlung mit Psychopharmaka eine Rolle: Sie setzt den Rahmen, der eine Beziehungsaufnahme oft erst ermöglicht; gleichzeitig wird die seelische Beweglichkeit (oder besser: deren Mitteilungen) dadurch auch begrenzt. Der Zugang zum psychotischen Erleben wird verschlossen; das bedeutet subjektiv eine Entlastung und schützt unter Umständen vor lebensbedrohlichen Impulsen. Dies wird oft allerdings erkauft mit einem Verlust an innerem Erleben bzw. hat die Schwierigkeit zur Folge, mit den eigenen seelischen Bewegungen nur noch reduziert in Berührung kommen zu können. Die Auswirkungen einer primären Abwehr der bedrohlichen Problematik läßt sich dann (subjektiv) nicht mehr von den Folgen der medikamentösen Behandlung unterscheiden, und der Patient sieht u. U. in der Einnahme der Medikamente die Ursache für sein Leiden.

Zu den Abwehrformen gehört, wie bereits oben erwähnt, die Abspaltung und Eliminierung psychischer Inhalte. Sie werden nicht - wie bei der Neurose - verdrängt, sondern abgespalten und aufgegeben. Der problematische Inhalt mit den damit verbundenen Objekten ist innerpsychisch nicht mehr repräsentiert. Er hat nicht nur keine Benennung, keine *Wort*vorstellung mehr, sondern es existiert auch keine *Sach*vorstellung mehr. Dort, wo das dadurch entstehende Vakuum nicht mit psychotischen Inhalten gefüllt wird, sind wir mit dem Erleben einer bedrohlichen *Leere* konfrontiert.

Das Erleben der Leere

Die Eliminierung der psychischen Inhalte, die im subjektiven Bedeutungszusammenhang gefährlich geworden sind, ist zunächst als ein Bewältigungsversuch anzusehen. An die Stelle der bedrohlichen seelischen Inhalte tritt die Leere, die das Ich zunächst von der Konfrontation mit den zu bedrohlichen Inhalten entlastet. Der so erreichte Kompromiß ist jedoch unzureichend und fragil; die Leere wird ihrerseits zu einer neuen Bedrohung.

Was macht das Erleben der Leere so bedrohlich? Wenn wir von der Grundannahme ausgehen, daß Seelisches im Zusammenhang von Gestaltbildung und Gestaltverwandlung lebt, so gehört zum Phänomen der Leere, daß dabei die Bewegungen zwischen Formentstehung und Formveränderung reduziert oder sogar aufgehoben erscheinen, daß also der Zusammenhang von Gestaltbildung und -veränderung nicht oder nur auf eine eigene, reduzierte Art im Erleben aufzufinden ist. Dabei ist sowohl das Verhältnis der seelischen Formenbildungen untereinander als auch das Verhältnis eines abgegrenzten seelischen Inhaltes zu seinem Hintergrund gestört, verändert, reduziert.

Bedrohlich ist nicht allein das Abwesendsein, das Fehlen psychischer Inhalte, sondern eine damit verbundene Art der Form*verwandlung*: In einem leeren, gegenstandslosen (inneren) Raum sind Veränderungen nur denkbar als plötzliches Umschlagen der Situation, als übergangsloses Einbrechen des anderen bisher nicht anwesenden. Ich und Welt stehen sich wie mit harten, scharfen Rändern gegenüber; es gibt keine Übergänge und Zwischenbereiche.

Die Dinge sind entweder ganz "weg" oder ganz "dicht da". Eine Annäherung findet nicht statt, indem man sich auf etwas zu bewegt, sondern in der Begegnung ist man plötzlich mit dem anderen konfrontiert; damit verknüpft ist die Unmöglichkeit, die Annäherung zu regulieren und die Bedrohung, in das andere hineinzufallen.

Es gibt kein Heraufdämmern, kein Nachschwingen, kein Herannahen, kein In-Entfernung-Geraten; es ist kein mit einer Gefühlsqualität verbundener Zwischenraum zwischen den Ereignissen und Dingen erlebbar. Die vorhandenen Formen und Abläufe haben keine Innendifferenzierung; die Dinge sind, wie sie sind, gleichsam aus einem Stück. Veränderungen ereignen sich daher nur innerhalb einer totalen Umgestaltung: Im nächsten ist dann das Vorige nicht mehr zu erkennen. Formen (im Rahmen zeitlicher Abläufe wie z. B. in einer Improvisation) schließen sich nur durch Abbruch, da ihnen eine erlebbare Entwicklung auf einen Schluß hin fehlt.

Im Erleben der Leere werden die Gegensätze, auf denen die Veränderungen und Bewegungen der Formen beruhen, ins Extrem vergrößert; dies u. U. in einem solchen Maße, daß nur der jeweils eine Pol einer Gegensatzspannung im Bereich des Erlebens zurückbleibt. Es ist dabei eine ungeheure Anstrengung nötig, um den anderen Pol außerhalb des Erlebens zu halten. Bei einem Nachlassen dieser Anstrengung ist das gesamte System davon bedroht, von den ausgesperrten Inhalten erdrückt zu werden bzw. in diese hineinzustürzen. Innerhalb dieser eigentümlichen Art der "Verwandlungen" kann zunächst kein Objekt eine positive Wirkung haben; mit einem bestimmten Maß der Annäherung und Intensität wird jedes Objekt - unabhängig von seinen Eigenschaften - zur Bedrohung.

Um innerhalb der therapeutischen Beziehung diesem Dilemma zu entgehen, wird es, wie schon erwähnt, nötig sein, ein Feld der Begegnung zu eröffnen, in dem die gegensätzlichen Tendenzen ohne harte Polarisierung miteinander in Berührung kommen können; dies wird ein Feld sein, in dem Ereignisse und Gegenstände in einem offenen und beweglichen Zusammenhang deutbar sind sowohl in Richtung einer Differenzierung als auch ihres Verbleibens im Ungetrennten. Die geschilderten Beobachtungen des Erlebens der Leere verdeutlichen diese Notwendigkeit.

Dem entgegengesetzt gibt es die Ansicht, daß die Leere und Formlosigkeit des psychotischen Geschehens es erfordere, in erster Linie Strukturen anzubieten, und zwar mit dem Ziel einer Ichstärkung und Realitätsorientierung. Bezogen auf musiktherapeutische Möglichkeiten könnte dies bedeuten, auf die "freie" Improvisation zu verzichten und statt dessen durch Spielregeln und -vorschläge einen Austausch in Gang bringen zu wollen. Wenn auch innerhalb der therapeutischen Beziehung der Rückhalt durch stabile und verläßliche Strukturen eine große Bedeutung hat, so ist aus den oben geschilderten Gründen ein Strukturangebot allein nicht geeignet, um die *Voraussetzungen* für eine Begegnung herzustellen.

Hierzu noch einmal V. Zielen: "Ich kam zur Überzeugung, daß eine Therapie, welche nur die zum Ich gehörenden Impulse einseitig beachtet und zu stärken sucht (...), unausweichlich sogar dazu beiträgt, den in der Psyche und im System aufgetretenen Gegensatz zwischen den vom Ich verteidigten Normen und den ihnen in der Psychose widersprechenden Kräften zu verstärken. Hiervon ausgehend, fand ich deshalb heraus, daß ein positiver therapeutischer Ansatz für die Therapie von psychosekranken Menschen nur dann gegeben ist, wenn dieser dazu beiträgt, zwischen den rationalen und transrationalen Vorgängen *einen vermittelnden Standpunkt* einzunehmen" (Hervorhebung d. Verf.). (1987, S.18)

Die gemeinsame Improvisation

In der Musiktherapie wird versucht, die Probleme der seelischen Konstruktionen innerhalb der musikalischen Produktionen zu verstehen. Die gemeinsame Improvisation von Patient und Therapeut ist der Ort, an dem diese Produktionen entstehen und behandelt werden.

Die Improvisation ist Teil eines größeren Zusammenhangs, der alle Momente der Begegnung zwischen Patient und Therapeut umfaßt. Diesen Zusammenhang bezeichnen wir als das *gemeinsame Werk*.

Eine umfassende Darstellung und Ableitung der hier angesprochenen Begrifflichkeit liefert F. Grootaers (1994). Ich beschränke mich daher auf die Erwähnung der Begriffe, die für das Vorhaben notwendig sind, die besonderen Voraussetzungen der Improvisation in der Psychosebehandlung zu beschreiben. Dabei beziehe ich mich im folgenden u.a. auf den angegebenen Text.

W. Salber (1980, S. 100 ff.) bezeichnet den Behandlungsprozeß als "Werkgemeinschaft", die zwischen Patient und Behandler hergestellt wird. "Die Behandlung tritt auf als ein Werk, das eine Konstruktionserfahrung von Wirklichkeit in einem festgesetzten Rahmen ermöglicht." Dabei werden die Handlungen des Patienten *und* des Therapeuten gleichermaßen bedeutsam für den Prozeß des Verstehens.

Die Überlegungen von K. Müller-Braunschweig und A. Lorenzer zu den Voraussetzungen und Strukturen des Verstehens in der analytischen Situation ermöglichen eine theoretische Begründung der *gemeinsamen Improvisation* als Mittel der Behandlung: Behandelt wird im engeren Sinne nicht der Patient oder eine abgegrenzte Symptomatik; Gegenstand der Behandlung ist vielmehr der gesamte Zusammenhang der Interaktionen und *Situationen*, die in der Begegnung von Patient und Behandler entstehend. "Der Patient ist nicht das einzige und eigentliche analytische Objekt. *Das eigentliche Objekt ist jene Gesamtsituation zu zweit*" (Müller-Braunschweig, zit. nach: Lorenzer 1970, S. 181).

Für die Annäherung an das Verständnis der innerseelischen Vorgänge beim anderen ist die *Teilhabe* an der gemeinsamen Situation von Bedeutung. "Die Wahrnehmung des fremdpsychischen Erlebens wird von einer Introspektion, einer Registrierung der eigenen Erlebnisse geleistet" (ebd., S. 177). Diese Wahrnehmung stützt sich auf die "... verstehende Teilhabe (...) an der »Situation« des Patienten. Das Verständnis der »Szenen« des Patienten als so oder so strukturierte Situationen, das szenische Verstehen also, erlaubt es, den dramatischen Verlauf dort, wo er beim anderen unzugänglich wurde, in sich selbst als dem dazugehörenden Mitspieler wahrzunehmen" (Hervorhebung d. Verf.). (ebd., S. 176)

Durch die verstehende Teilhabe "können die »privatsprachlich« abgesonderten Bedeutungen in die Kommunikation zurückgeholt werden; die Dinge können wieder einen »Namen« erhalten" (ebd., S. 182). Die unzugänglich gewordenen seelischen Inhalte sollen so wieder in den Zusammenhang einer gemeinsamen Benennung zurückgebracht werden. Den "Dingen wieder einen »Namen« zu geben", Situationen zu benennen - dieser Schritt ist nicht im engeren Sinne ausschließlich auf einen sprachlichen Zusammenhang begrenzt zu sehen.

In der musiktherapeutischen Improvisation begegnen wir der Wiederholung "frühester Organisationen der seelischen Formenbildung. Diese frühe Organisation ist niemals komplett in Sprache zu bringen" (Grootaers 1994, S. 24). Regulationsformen und soziale Interaktionen werden bereits in den ersten Lebensmonaten im Zusammenspiel von Mutter und Kind entwickelt.

Der Niederschlag dieser Erfahrungen bildet den Hintergrund, den die gemeinsame Improvisation wiederbelebt; Strukturen, die nicht in den Sprachbezirk aufgenommen werden konnten, allenfalls "atmosphärisch" wirken, werden so einer gemeinsamen Erfahrung zugänglich. (Vgl. hierzu Stern 1979, Köhler 1990)

Das »gemeinsame Anwesendsein«

Die Begriffe der *Situation zu zweit* und der *Teilhabe an einer Szene* erlauben es, diese Sichtweise des Verstehens auch auf Situationen auszudehnen, in der es noch nicht um Benennungen im sprachlichen Sinne gehen kann: Der »Ort« des gemeinsamen Werkes soll ausgeweitet werden auf die Vorstellung eines *gemeinsamen Anwesendseins*. Innerhalb des gemeinsamen Werkes werden "verschiedene Modi des miteinander Anwesendseins (...), je nach Entwicklungsstand der Behandlung, belebt" (Grootaers 1994, S. 24).

Damit wird die Vorstellung des Bereichs, in dem das Verstehen situiert werden soll, um etliches größer gefaßt: Es geht hierin zunächst noch nicht um Begegnung und Verständigung, noch nicht um die Vermittlung benennbarer seelischer Inhalte; es geht zunächst (nur) um die Konstituierung des gemeinsamen *Anwesendseins* und dessen Regulationen.

Daß es wichtig ist, einen solchen "Ort" zu schaffen, begründet G. Benedetti (1994, S. 189 ff) mit der Überlegung, daß das Nicht-Verstehen der psychotischen Symptomatik eine Art Schutz für den Patienten darstelle: Die Unverständlichkeit des Symptoms... "bietet wiederum Gewähr, daß der

Patient sich außerhalb unserer psychologischen Reichweite aufhalten und sich dem Zugriff unseres gefährlichen Verstehens entziehen kann. (...)
Wenn also das Symptom des Patienten die einzige Freiheit und Kommunikationsweise ist, bleibt uns nichts anderes übrig, als mit ihm »im Symptom« zu sein. (...) Durch unser vollkommenes Symptomverständnis und die sich daran anschließende Mitteilung brächten wir den Kranken ausgerechnet um jenen letzten und sorgsam gehüteten Rest Freiheit, der sich hinter dem Symptom verbirgt. Wir hätten das Symptom, ja den ganzen Patienten in Besitz genommen. Das hieße wiederum, den Prozeß der psychischen Auflösung durch kognitive Beschlagnahmung zu beschleunigen.(...) Vorerst geht es darum, *mit* dem Kranken und *mit* seinen Symptomen zu sein."

Mit der Erweiterung auf den Begriff des *gemeinsamen Anwesendseins* wird es deutlicher, wie die Beziehungssituation aussehen muß, die für die Psychosebehandlung als Notwendigkeit formuliert worden ist: In der Musiktherapie kommt der Improvisation die Aufgabe zu, das »gemeinsame Anwesendsein« im Sinne einer Vorform von Begegnung und Beziehung zu konstituieren.

Die Improvisation in der Psychosebehandlung

Die Improvisation als gemeinsames Anwesendsein: Was bedeutet diese Sichtweise für die Praxis der musiktherapeutischen Behandlung?

Wenn wir die Improvisation in der Psychosebehandlung als einen Ort gemeinsamen Anwesendseins anschauen, verändert sich damit das Verständnis der in der Improvisation entstehenden Produktionen. Daneben hat diese Sichtweise auch Konsequenzen für die *Haltung*, die der Therapeut in der Improvisation einnimmt; außerdem ergeben sich Auswirkungen auf das *Setting*, besonders auf das Setting der Gruppentherapie.

Um die Situation des gemeinsamen Anwesendseins entstehen zu lassen, scheint es eine Vorbedingung zu sein, die Merkmale des Begriffs "Werk" nicht innerhalb der Situation des gemeinsamen Improvisierens aufzusuchen: Daß es sich bei einem "Werk" um etwas *Gemachtes*, etwas *Gewordenes* handelt, das neben seiner Geschichte auch Wirkung hat, diese Kriterien werden im Erleben der Patienten zunächst ausgespart. Für das Zustandekommen eines gemeinsamen Spieles ist es wie eine Voraussetzung, daß die Qualitäten des "Gewordenen", "Gemachten", "Gemeinsamen", "Wirksamen" im Zusammensein eben scheinbar keine Rolle spielen. (Dies hat mit dem eingangs geschilderten Problem der mangelnden Selbstabgrenzungsfähigkeit zu tun.) Der nachträgliche Versuch, die Improvisation zusammen mit dem Patienten auf diese Qualitäten hin zu befragen, hat das Gegenteil der beabsichtigten Wirkung zur Folge: Das Geschehen wird nicht verständlich; es entsteht statt dessen eine so große Distanz zum Erleben, daß man daran zu zweifeln beginnt, ob je etwas da gewesen ist, das sich nun beschreiben und benennen ließe...

Auch die Bedeutung von Verstehen und Nicht-Verstehen als Kriterien eines gemeinsam hergestellten Werkes lassen sich nicht ohne weiteres auf psychotisch getönte Beziehungsstrukturen übertragen: Das Verstehen als Moment der Übereinstimmung, als verläßliche Gewißheit der Verständigung - und dazu gehört auch die Verständigung über das Maß von Unterschiedlichkeit und Distanz - erhält hier eine andere Bedeutung. Das, was sich reimt, was zusammenpaßt, wird nicht zur Bestätigung einer Übereinstimmung und eines »Richtig-Seins«, sondern kann vor dem Hintergrund einer mangelnden oder unflexiblen Ich-Struktur zur Bedrohung werden: Im Gemeinsamen droht die Auflösung des Eigenen, weil die Möglichkeit des Rückbezugs in der Annäherung verlorenzugehen droht.

Ein gemeinsam gefundener Rhythmus zum Beispiel bietet in der Improvisation oft die Gewähr für Zusammenhalt und Zusammenhang; hier hat er jedoch kein aufatmendes "Jetzt ist es richtig und stimmig geworden." zur Folge, sondern setzt andere Bewegungen in Gang: Negierung, Nichtwahrnehmen des Gemeinsamen; es entstehen subtile, aber wirksame Verschiebungen des Metrums (d.h. eines gemeinsamen Bezugspunktes), welche die Übereinstimmung wieder verrücken.

Läßt man sich im Mitspielen hier auf ein Nachrücken, auf den Versuch einer Korrektur ein, gerät man leicht in eine aussichtslose Lage: Aus dem Beziehungsangebot ist eine Verfolgung geworden. Besteht die Absicht aber zunächst nur darin, gemeinsam anwesend zu sein, läßt sich das Dilemma von Beziehungssuche und Beziehungsvermeidung umgehen. Der hier entstehende Raum läßt in sich die Möglichkeit einer Ambivalenz zu: Gemeinsam anwesend zu sein, beinhaltet die Gleichzeitigkeit von »ganz nah« *und* »ganz weit«. Von dem »Ob« und »Wie«, von einer möglichen Bedeutung des Anwesendseins, muß dabei noch nichts gesagt (oder auch nur wahrgenommen) werden.

Die Notwendigkeit von Form, Veränderungen, Abschnitten, Übergängen und Abschlüssen ist zwar auch in diesem Raum nicht aufgehoben; sie bleibt aber im Hintergrund, ist zunächst suspendiert und muß nicht Gegenstand der Wahrnehmung werden.

Hier kommt es zugute, daß die Musik andere Interaktionsmöglichkeiten bietet als die Sprache: Eine Improvisation (i. S. des gemeinsamen Anwesendseins) ließe sich z. B. vergleichen mit einer Situation, in der Patient und Therapeut gemeinsam schweigend im Raum sind. Es wird über nichts geredet, trotzdem hat die Situation eine bestimmte wirksame Dynamik.

In der Musik nun ist diese Dynamik wahrnehmbar, damit auch kontrollierbar, modulierbar und weniger bedrohlich; es geht um nichts Bestimmtes - es ist aber doch etwas da. In diesem noch diffusen Raum läßt sich eher ein Gleichgewicht herstellen zwischen der Bedrohung durch Beziehung und Bedeutung einerseits und der Gefahr, daß aus der Offenheit Leere wird andererseits. Das Anwesendsein wird in der Improvisation zu einer sinnlich erfahrbaren Realität; diese steht in Zusammenhang mit den Qualitäten des Werks: *es beginnt, es dauert, verändert sich, endet* - daraus können sich Entwicklungen ergeben. Der Rahmen muß dabei gleichzeitig so weit, beweglich, mehrdeutig, offen, verrückbar sein, daß das Moment des Gemeinsamen und des Bezugs zwar als Möglichkeit vorhanden ist, sich aber nicht in Festlegung, Einengung und Überwältigung verwandelt.

Wie läßt sich dieser Rahmen herstellen?

Konsequenzen haben diese Überlegungen für die Grundhaltung, die ich als Therapeut in der Behandlung, im besonderen in der Improvisation einnehme. Wir gehen in der Regel davon aus, daß wir dem Patienten innerhalb eines vereinbarten Settings zur Verfügung stehen und unser Medium anbieten, sei es die Sprache oder ein künstlerisches Medium. Wir bemühen uns dabei um eine offene, abwartende Haltung, in der wir auf die Mitteilungen des Patienten reagieren, sie aufnehmen, um dann mit ihm zusammen den Versuch zu machen, Situation und Atmosphäre, Äußerungen und Interaktionen zu beschreiben und zu verstehen.

Wir gehen nun von der Annahme aus, daß sich in der gemeinsamen Improvisation Strukturen des Austausches aus vorsprachlichen Entwicklungsphasen reinszenieren; gleichzeitig ist damit zu rechnen, daß im Falle des psychotischen Erlebens von Ich und Welt diese frühen Strukturen beeinträchtigt oder nur unzureichend ausgebildet sind. Diese Beeinträchtigung führt u.a. dazu, daß wir dem Phänomen der inneren Leere begegnen; zum einen ist die Leere Ergebnis eines Bewältigungs- und Kompensationsversuchs (s.o.), zum anderen resultiert sie aus frühen Erfahrungen des Ungeprägtseins. Im Verständnis dieser Ausgangssituation muß sich die beschriebene Haltung des Abwartens und der Offenheit ändern; das heißt, das dem Warten und der Offenheit zugrundeliegende Da-Sein des Therapeuten muß eine erfahrbare Qualität bekommen. Der Raum, in dem sich Begegnung und Beziehung ereignen sollen, ist hier der Raum der Musik; die Präsenz und die Haltung des offenen Abwartens stelle ich dem Patienten zur Verfügung, indem meine musikalische Aktion *zuerst* da ist: Damit wird der innere Raum in der Musik zunächst vom Therapeuten hergestellt; der Patient kann diesen Raum aufsuchen und ihn auf seine Weise nutzen.

G.K. Loos (1986, S. 171) beschreibt eine entsprechende Überlegung: "Die Leere in der Seele früh gestörter Patienten hat mich zunächst rat- und tatlos gemacht. In psychoanalytischem Gehorsam konnte ich meiner Intuition, nämlich neue Engramme zu vermitteln, nicht folgen. Bis ich mehr weiblichen Mut fassen konnte, bis ich den Klangraum als einen mütterlichen Raum begreifen konnte, in dem erste Resonanzen von Herzschlag und Lautgebung erzeugt werden, und ich es als meine musiktherapeutische Aufgabe empfand, in die Eindrucksleere Klänge zu geben - und, zu meinem Erstaunen, Antwort bekam. Bis ich begriff, daß das Gebot des Schweigens, der Abstinenz und des Konfrontierens vornehmlich in Verbaltherapien sinnvoll ist, daß aber bei Frühgestörten nichts da ist zum Konfrontieren."

In meinem Verständnis stellt das Angebot des musikalischen Raumes in der Aktion des Therapeuten kein wirkliches Abweichen von der Abstinenzregel dar. Auch in der Abstinenz einer abwartenden offenen Haltung vermittelt sich ja dem Gegenüber die jeweilige Tönung der Anwesenheit; niemand kann einfach nur »da« sein, es geht immer um ein »Wie« der Anwesenheit. Dieses »Wie« - die Tönung der Anwesenheit - wird im musikalischen Angebot des Therapeuten für den Patienten erfahrbar gemacht.

In der Arbeit mit Gruppen führten diese Überlegungen zu einer Veränderung des *Settings*. Innerhalb der Gruppensituation wird dem einzelnen Patienten die *Situation zu zweit* angeboten. Am Anfang einer Gruppensitzung besteht für jeden Patienten die Möglichkeit, zum Spiel des Therapeuten dazuzukommen. Die Musik - damit der Begegnungsraum - ist jeweils vorhanden; er kann aufgesucht, vermieden und (davon später Genaueres) verändert und moduliert werden.

Im Vorgespräch mit den Patienten vergleiche ich diese Anfangsform mit einer Begrüßung, um die Verbindung zu einer Alltagsform herzustellen. Deutlich wird dabei, daß dieser Kontakt - wie eine Begrüßung auch - sehr unterschiedlich ausfallen kann: ein kurzes Nicken, ein "Hallo" oder ein "Wie geht's?", ein Gespräch, das sich daraus ergibt etc. Betont wird außerdem, daß es sich um ein *Angebot* handelt, nicht um ein »Muß«; es kann deshalb in der Praxis durchaus sein, daß ein Patient nicht von dem Angebot Gebrauch macht, daß ich aber trotzdem durchaus für ihn musikalisch »da bin«. In der Entscheidung zu spielen oder nicht zu spielen liegt eine erste Regulationsmöglichkeit, die allerdings wiederum von den Konventionen der Gruppe begrenzt wird.

Anzumerken ist in diesem Zusammenhang, daß das Spiel zu zweit, während die anderen zuhören, nicht erlebt wird als Exponiertsein oder Ausgesetztsein. Meine Beobachtung ist, daß das Spiel innerhalb dieses Rahmens nicht in dem Maße ich-besetzt ist; so entsteht keine zu große Hemmung, die das Spielen verhindern könnte.

In der Einzeltherapie gehe ich von der gleichen Voraussetzung aus: Die Musik des Therapeuten ist als Ausdruck der Anwesenheit zuerst da. Das »Zuerst« spielt dabei im direkten zeitlichen Sinne nicht immer eine Rolle; es umfaßt auch die Möglichkeit, daß der Patient eine Improvisation beginnt: Bedeutsam ist eher die *Haltung*, die mit dieser Sichtweise verbunden ist; so macht es innerhalb dieser Vorstellung z. B. Sinn, einen schweigenden, nicht spielenden Patienten in der Musik zu »begleiten«.

Die *Haltung* des Therapeuten in der Improvisation soll noch näher erläutert werden. Gehen wir dazu vom vertrauten Ablauf einer Improvisation in der Musiktherapie aus: Ein Patient beginnt zu spielen; entsprechend der Einladung des Therapeuten versucht er, das zu spielen, was ihm in den Sinn (und »in die Hände«) kommt; aus der imaginären Gesamtheit der Möglichkeiten hat er sich in diesem Moment entschieden für *ein* Instrument, für *einen bestimmten* Anfangston, für *eine* Klangfarbe, für *eine* Art weiterzugehen oder zu bleiben...usw. Auf diese Auswahl, die der Patient gestaltend aus dem Gesamt der Möglichkeiten hervorhebt, reagiert der Therapeut in seiner Mitbewegung: Er spielt mit (oder auch nicht), ergänzt, begleitet, unterstützt, kommentiert, durchkreuzt, erweitert usf. das Vorhandene.

Diese Beschreibung stimmt allerdings nur zum Teil: Annäherung, Miteinander und Verstehen ergeben sich in der Improvisation erst dann, wenn sich die Mitbewegung nicht nur auf die gespielte, hörbare (quasi manifeste) Musik bezieht, sondern wenn auch das Nichtgespielte - der »Beweggrund« der hörbaren Strukturen - mit in die Wahrnehmung einbezogen wird. (Wäre dies nicht so, könnte sich eine Improvisation nur im Schema von »Führen und Folgen« bewegen.) Das heißt, daß auch bei der Betrachtung einer Improvisation außerhalb der Psychosebehandlung der Begriff der *Mitbewegung* es bereits erlaubt, das, was als Beweggrund hinter der hörbaren Musik liegt, mit in den Blick zu bekommen. Geht es nun darum, zunächst das gemeinsame Anwesendsein in der Improvisation zu konstituieren, wird sich die Wahrnehmung verstärkt auf den Beweggrund, auf den Hintergrund des hörbaren Geschehens richten; die Aufmerksamkeit wird sich in größerem Maße ausdehnen - auch auf das, was im Spiel des Patienten *nicht* zu hören ist. Die so beschriebene Art der Mitbewegung kann entstehen, wenn ich mich in der Improvisation auf einen imaginären Hintergrund, einen gemeinsamen hypothetischen Rahmen einstelle, auf den der Patient (in irgendeiner Weise) auch bezogen sein muß. Dies läßt sich mit einer Skizze verdeutlichen (s. rechte Seite.)

Man kann sich den Rahmen des gemeinsamen Anwesendseins so umfassend vorstellen, daß der andere als persönliches Gegenüber darin gar nicht bemerkbar werden muß; im Extrem z. B. in der Vorstellung der gemeinsamen Existenz als Mensch. Damit ist etwas so Allgemeines und Umfassendes bezeichnet, daß der andere als Individuum darin noch gar nicht auftaucht. Damit wird aber der Raum gewonnen, dessen Eigenschaften als *Vorform* einer Begegnung (wie ausgeführt) notwendig erscheinen. In diesem Raum können sich Dinge ereignen; sie haben aber (noch) nichts zu bedeuten; der eigentliche Bereich der Begegnung wird ausgespart; es ist aber dennoch etwas da, eine Umgebung, ein Umfeld, eine Atmosphäre. Man spielt zwar zu zweit; die Dualisierung und die damit verbundene Trennung wird aber ausgeblendet; es ist ein Alleinsein, ohne darin verloren zu gehen. Man kann der bedrohlichen Nähe entgehen, ohne daß es als Alternative dazu nur die Leere gibt.

Margaret S. Mahler definiert das Miteinander der symbiotischen Phase als "Zweieinheit innerhalb einer gemeinsamen Grenze. (...) »Ich« wird nicht von »Nicht-Ich« unterschieden, Innen und Außen werden erst allmählich als unterschiedlich empfunden." (Mahler, Pine, Bergman 1980, S. 62 f.) Das bedeutet, daß der symbiotische Zustand in diesem Verständnis schon die Tendenz und die Möglichkeit der »Zwei« beinhaltet; er stellt sich dar als ein paradoxer Übergangsbereich einer "Zweieinheit" zwischen der Phase des "absoluten primären Narzißmus" (...) und der nachfolgenden Phase der Loslösung.

So wird in Analogie hierzu im gemeinsamen Anwesendsein der Improvisation das Geschehen vom Patienten oft so beschrieben, als hätte dort nur einer gespielt und nicht Therapeut und Patient gemeinsam. Der Patient hat die Möglichkeit, es zu »vergessen«, daß es sich um eine Situation zu zweit handelt. So reagieren Patienten oft erstaunt, wenn ein anderes Gruppen-

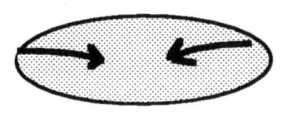

Beziehungsformen ... 53

Feld der Begegnung 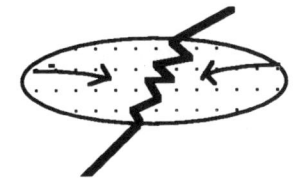   "Exkommunizierung" der Objekte

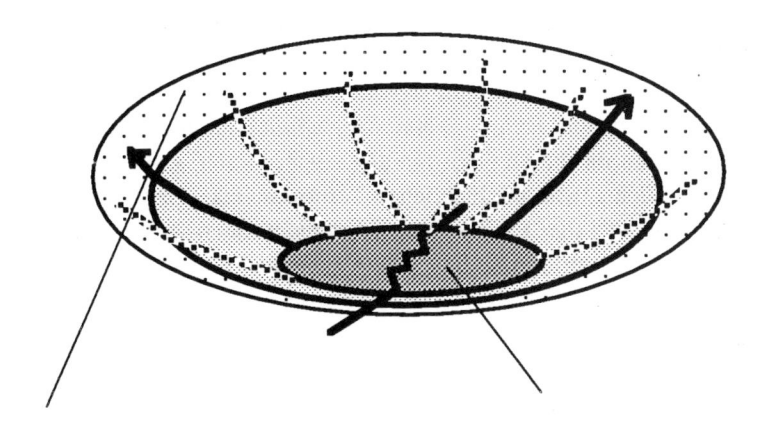

Gemeinsames Anwesendsein

Feld bestimmt von Inhalten:

Kontinuum,
Dimension von "Alles und Nichts";
veränderte Zeitdimensionen;
Undifferenziertheit, keine Notwendigkeit von Gestaltung und Form;
Aufgehobensein, Unentschiedenheit;
Dauer, die sich nicht erschöpft,
aber auch nicht erfüllt

Begegnung

Feld bestimmt von Inhalten:

Manifestation, Gestaltung, Form,
Strukturen, Entwicklung, Abläufe;
Begegnung, Prägnanz, Bedeutung
Evidenz;
größte Spannung oder Übereinstimmung von Ich und Welt;
Dynamik von Gelingen oder
Scheitern, Verstehen oder
Verwirrung

mitglied Aspekte des Zusammenspiels anspricht: es war gar nicht bemerkt worden, daß zwei im Spiel waren. Diese Verleugnung zunächst nicht in Frage zu stellen, hat eine Funktion: Der entstandene Spielraum könnte wieder verloren gehen, wenn das Geschehen zu früh auf die Qualität der Trennung und Differenzierung hin befragt wird.

Paradoxe Verhältnisse (wie das Verhältnis der "Zweieinheit innerhalb gemeinsamer Grenzen") brauchen einen beweglichen Rahmen, der die in der Paradoxie enthaltenen Gegensätze umfassen und in Austausch halten kann. Um diese Beweglichkeit zu gewährleisten, sind neben den bisher beschriebenen Eigenschaften der Improvisation noch zwei weitere Momente von Bedeutung:

Gemeint-Sein

Der Rahmen der gemeinsamen Improvisation muß so beschaffen sein, daß er Anwesenheit ohne den Zwang zur Begegnung ermöglichen kann. Daneben (und eben in Gleichzeitigkeit) muß er *plastizierbar* sein. Das im Spiel des Therapeuten hergestellte Feld muß eine *Ausrichtung* auf den Patienten hin haben, so daß sich für diesen die Erfahrung ergeben kann, *gemeint zu sein*. Dieser (sprachlich etwas unglückliche) Terminus des »Gemeint-Seins« bezeichnet eine wichtige Eigenschaft des gemeinsamen Anwesendseins, welches dadurch zur Vorform für Begegnung, Form und Entwicklung wird.

Regulierung der eigenen Befindlichkeit

Um das Geschehen der Improvisation beweglich und damit lebendig zu halten - auch wenn im Spiel Kontakt und Austausch nicht möglich sind - bedarf es einer Erweiterung des Handlungsspielraums, aus dem der Therapeut seine Einfälle bezieht.

In der Sichtweise von Lorenzer, nach der wir "Kenntnisse über das Fremdpsychische dadurch gewinnen", daß wir etwas wahrnehmen, "das in (uns) selbst vorgeht" (1970, S. 176), begründet sich der methodische Schritt, zunächst darauf zu verzichten, das Geschehen in der Improvisation im direkten Austausch mit dem Gegenüber regulieren zu wollen. Die Wahrnehmung bleibt vielmehr darauf ausgerichtet, die Impulse und Einfälle zu bemerken, die in der eigenen Befindlichkeit und in den eigenen Handlungen deutlich werden. Dabei wird darauf verzichtet, durch Einfälle und Impulse das System als Ganzes zu beeinflussen, d.h. den anderen in jedem Fall »erreichen« zu wollen; es geht zunächst um die *»Regulation der eigenen Befindlichkeit«*.

Beziehungsformen ... 55

Erforderlich ist es unter Umständen, auch mit ungewöhnlich erscheinenden Lösungsideen umzugehen; die Erfahrung zeigt jedoch, daß es sich lohnt, diese Ideen (in entsprechender Abwandlung und Übersetzung) dem gemeinsamen System zur Verfügung zu stellen. Je nach Stand der Behandlung werden diese »Angebote« bemerkt und aufgegriffen und führen dann auch zu einer Veränderung des gesamten Geschehens und zu einer größeren Beweglichkeit im Ausdruck des Patienten. Gemeint ist damit so etwas wie eine Deutung auf der Handlungsebene der musikalischen Gestaltung; ob eine Deutung »wirkt«, hängt nicht allein vom Zutreffen der zugrundeliegenden Hypothese ab, sondern auch von der Wahl des richtigen Augenblicks und der richtigen Form, in der sie gegeben wird.

Auf die Haltung in der Improvisation bezogen läßt sich dies so beschreiben: Im Spiel des Therapeuten stellt sich so etwas wie eine Spaltung ein. Es gibt zwei verschiedene Spielweisen, die zunächst nebeneinander gehalten werden. Die erste hat mit Dauer, Undifferenziertheit, Ununterschiedenheit, Kontinuum, bedingungslosem Da-Sein zu tun; daneben gibt es Angebote von Formen, in denen die Möglichkeiten zu Anknüpfung und Kontakt liegen.

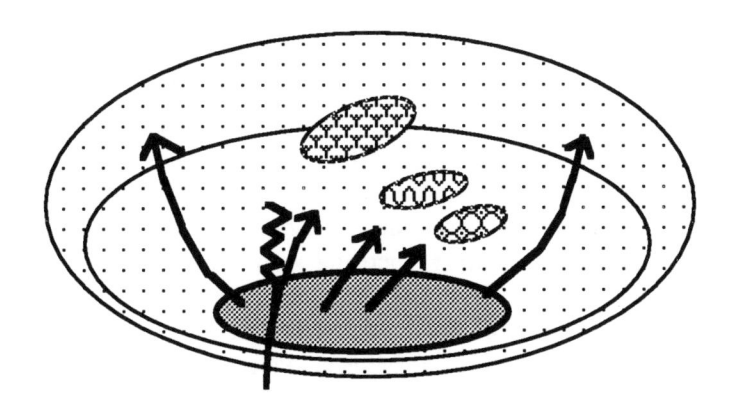

Spielhaltung des Therapeuten
"Spaltung" innerhalb des eigenen Selbst:
Das Kontinuum wird beibehalten;
daneben gibt es Angebote von Formen
mit der Möglichkeit von Kontakt und Begegnung

Diese beiden Bereiche stehen im Spiel des Therapeuten zunächst scheinbar zusammenhanglos nebeneinander. Daraus ergibt sich ein paradoxer Zwischenraum, der nach zwei Richtungen hin offen bleibt: zur Bedeutung und zur Nicht-Bedeutung. Wie eine solche Spielweise musikalisch zu bewerkstelligen ist, läßt sich im Text nur schwer vermitteln. Sie stützt sich unter anderem auf eine musikalische Praxis, die mit einer relativ großen Unabhängigkeit beider Hände zu tun hat. Wichtiger als die entsprechende »*Technik*« scheint mir jedoch die *Vorstellung des Raums* zu sein, der dabei entstehen soll.

Entwicklungen, *Anfang und Ende*

Die Realität, daß in der Improvisation zwei »am Werk« sind, wird in der Regel zuerst an den Eckpunkten - am Anfang und Schluß des Spieles - wahrnehmbar. Bevor dies möglich ist, hat sich in den verschiedenen Improvisationen so etwas wie eine Landkarte von nicht-sprachlichen Vereinbarungen und Abstimmungen ergeben. Nach ausreichender Wiederholung und Bestätigung werden diese Markierungen verläßlich. Es entstehen Bedeutungen und »Benennungen«, die sich auf den gemeinsamen, nicht-sprachlichen Umgang mit den Zeichen der Musik stützen. Auf diese Weise kann es gelingen, die "abgesonderten Bedeutungen" wieder in die Kommunikation zurückzuholen, in dem "die Dinge wieder einen Namen bekommen" (Lorenzer). Vor der Benennung auf der Sprachebene steht die Entwicklung eines Systems von gestischen (musikalischen) Vereinbarungen.

Am Anfang und am Schluß einer Improvisation geschieht im Übergang vom Nichtspielen zum Spiel (bzw. vom Spiel zum Nichtspiel) die zunächst deutlichste Verwandlung. Dieser Übergang vollzieht sich zu Beginn der Behandlung oft nur als ein »Hineinspringen« und »Herausfallen«; das heißt, die Situation schlägt um vom Spiel zum Nicht-Spiel und umgekehrt. Erst wenn z. B. der Schluß einer Improvisation als Folge einer Abstimmung der Spieler untereinander erkennbar wird, lassen sich Fragen nach der Art und Weise dieser Verwandlung stellen: Wie ist der Schluß entstanden? Kam er unvermittelt? War er als Tendenz oder Absicht erahnbar? War er gemeinsam herbeigeführt? Wurde einer der beiden Spieler davon überrascht? usw.

Das *Ende* einer Improvisation stellt eine Abgrenzung, eine Trennung dar. Das bedeutet eine Trennung vom anderen, der durch den Abstand als der andere erst wahrnehmbar wird. Es bedeutet auch eine Trennung vom Werk, das erst durch einen Schluß, der nicht mehr nur ein Herausfallen ist, als Werk erkennbar wird. Indem hier Fragen und Benennungen möglich werden, kommen

Beziehungsformen ... 57

Kriterien des Werks ins Spiel: Das hat zu tun mit der Bedeutung von Geschichte und Konsequenz, von Herkommen und Entwicklung, Miteinander oder Alleinsein, Gemeinsamkeiten und Trennung.

Der *Anfang* der Improvisationen kommt meist erst später ins Gespräch. Wenn es möglich wird, über die Modalitäten des Beginns zu sprechen, muß zuvor deutlich geworden sein, daß *zwei* beteiligt sind. Es geht dann zumeist um die Frage, ob der Patient glaubt, sich an das in der Musik Vorgefundene anpassen zu müssen oder er es durch seine eigene Aktion als veränderbar und beeinflußbar erleben kann.

Daß der andere als Gegenüber zu Beginn der Improvisation weniger wahrgenommen wird als am Schluß, hängt wohl damit zusammen, daß es mit einer *Regression* verbunden ist, sich auf ein Spiel einzulassen. Der Schluß dagegen hat mit einem *Trennungs*vorgang zu tun. In der Regression wird die Wahrnehmung des anderen eher verringert; in der Trennung taucht der andere u. U. erst als Gegenüber auf.

Man erinnert sich ja in der Regel auch nicht an das Einschlafen, wohl aber an das Aufwachen. Im Aufwachen sind beide Zustände - der Schlaf und das Wachen - dem Bewußtsein zugänglich: »Ich weiß, daß ich geschlafen habe und jetzt wach bin.« Beim Einschlafen liegt es in der Eigenart des Einschlafens als ein »Sichabwenden von der Welt«, daß die Erinnerung an den Übergang verloren geht.

Es soll noch näher erläutert werden, welche Rolle die *Regression* in der beschriebenen Improvisationssituation spielt. Aus der Formulierung, daß sich in der gemeinsamen Improvisation grundlegende Formen der Interaktion wiederbeleben, könnte die Vorstellung entstehen, dies wäre mit einer Regression auf eine frühe Phase der Ich-Organisation mit den entsprechenden Einschränkungen der Ich-Funktionen verbunden. Damit könnte die Methode der Improvisation in der Behandlung von Psychosen wegen der Gefahr einer Destabilisierung womöglich als kontraindiziert angesehen werden .

Die musikalischen Formenbildungen in der Improvisation gehen zwar mit einer Regression einher, wie dies in jedem kreativen Prozeß der Fall ist. Das Wiederaufsuchen der frühen Beziehungsformen geschieht aber auf einer symbolischen Ebene: Der Spieler ist nicht in einem Versenkungszustand oder abgerückt von der Realität. Im Spiel der Instrumente bleibt er ganz konkret mit der Handlungsebene verbunden. Die Bewegung vom Raum der Improvisation zurück in den Raum der gewohnten Kommunikation ist deshalb leicht zu vollziehen; die Gefahr einer Dekompensation besteht darin nicht. Die Bewegungsmöglichkeiten der musikalischen Formenbildungen kommen statt

dessen den Bedürfnissen der psychotischen Struktur entgegen, unterscheiden sich aber auch deutlich von diesen:
"Im Normalfall des kreativen Prozesses beim Erwachsenen läuft die (coenästhetische) Kommunikation innerpsychisch ab, durch ein kurzfristiges Pendeln des Ich zwischen Primär- und Sekundärprozessen. Man könnte hier die Formel aufstellen: Der Grad kreativen Vermögens hängt von dem Ausmaß ab, in dem der Mensch in Kontakt zur primären Organisation seines Ich treten kann.
Psychotische Reaktionen stellen einen spezifisch deformierten kreativen Prozeß dar. Es findet eine zeitlich undefinierte und unkontrollierte Regression des Ichs auf eine primärprozeßhafte Kommunikationsstufe statt. (...). Diese sehr emotionale Phase stellt einen Restitutionsversuch dar, frühinfantil entstandene Leerstellen in der Bedürfnisorganisation des Ichs und des Es zu strukturieren. *Dieser Prozeß bleibt pathogen, wenn die soziale Realität nicht auch auf der coenästhetischen Ebene antworten kann*" (Hervorhebung d. Verf.). (Kries, in: Ammon 1974, S. 50)

Mit der zunehmenden Möglichkeit, Einzelheiten des "Miteinander" zu besprechen und zu benennen, wird die Improvisation zu etwas Eigenem, Selbständigem zwischen den Beteiligten. Durch das Werk, das zwischen ihnen entsteht, werden sie zu Zweien. Der Weg aus der Einheit führt über das Dritte, das Werk, in welchem die zwei in ihren Wirkungsmöglichkeiten enthalten sind und sich darin gegenseitig wahrnehmen können.

Wenn es gelingt, in der Behandlung eine solche Entwicklung in Gang zu bringen, lassen sich darin Parallelen zur Differenzierung der frühen Mutter-Kind-Beziehung erkennen. Dort existieren zu Beginn nicht zwei unabhängige Einheiten, die sich aufeinanderzubewegen, sondern die Entwicklung verläuft als allmähliche Differenzierung vor einem gemeinsamen Hintergrund, der - haltend und als Rückbezug weiterhin wirksam - die mit dem Wachsen der Entfernung zunehmende Vereinzelung kompensieren kann.

Eine Veränderung der Beziehungsmöglichkeiten wird sich dann ergeben, wenn die Erfahrung vermittelbar wird, daß in der Abgrenzung - in der Dualisierung - die Möglichkeit erhalten bleiben kann, im Rückbezug auf einen umfassenden Hintergrund, Phasen von Nähe und Einheit zu erleben - und diese auch regulieren zu können. Die »Realität«, die wir dem Psychosekranken anbieten, soll eine Alternative zu seinem bisherigen Welterleben bieten. Es kann dies nur eine Realität sein, in der es Wege gibt, die Gegensätze von Ich und Welt, an denen er gescheitert ist und unter denen er leidet, miteinander in Verbindung zu bringen.

In der Begegnung, die die Musik ermöglicht, lassen sich die verlorengegangenen Verbindungen wiederherstellen. Der Philosoph Peter Sloterdijk (1993, S. 301) beschreibt, wie es in der Musik gelingen kann, die gegensätzlichen Strebungen von Einheit und Differenziertheit, von "*Ausfahrt und Heimkehr*" aufeinander zu beziehen; eine Passage aus seinem Text "*Wo sind wir, wenn wir Musik hören?- Im Hinweg und im Rückweg*" soll den Abschluß bilden:

"Erstens: vor der Individuation hören wir voraus - das heißt: das fötale Gehör antizipiert die Welt als eine Geräusch- und Klangtotalität, die immer im Kommen ist; es lauscht ekstatisch vom Dunkeln der Tonwelt entgegen, meist weltwärts orientiert, in einer unentmutigbaren Voneigung in die Zukunft.

Zweitens, nach der Ichbildung hören wir zurück - das Ohr will die Welt als Lärmtotalität ungeschehen machen, es sehnt sich zurück in die archaische Euphonie des vorweltlichen Innen, es aktiviert die Erinnerung an eine euphorische Ekstase, die uns wie ein Nachleuchten vom Paradies her begleitet. Man könnte sagen, das individuierte oder unglückliche Ohr strebt unwiderstehlich fort von der realen Welt hin zu einem Raum inniger akosmischer Reminiszenzen.

Musik wäre demnach immer schon die Verbindung zweier Strebungen, die sich wie dialektisch aufeinander bezogene Gebärden gegenseitig erzeugen. Die eine führt aus einem positiven Nichts, aus dem Weltlosen, Innerlichen, Schoßhaften weltwärts in die Manifestation, die offene Szene, die Weltarena - die andere aus der Fülle, der Dissonanz, der Überlastung zurück ins Weltlose, Befreite, Verinnerlichte.

Die Musik des Zur-Welt-Kommens ist ein Wille zur Macht als Klang, der sich auf der Linie eines von innen kommenden Kontinuums hervorbringt und der sich selbst will wie eine nicht unterlaßbare Lebensgebärde; die Musik des Rückzugs hingegen strebt, nach dem Zerbrechen des Kontinuums, in den akosmischen Schwebezustand zurück, in dem sich das verletzte Leben, als Unwille zur Macht, sammelt und heilt. Darum gibt es in der Primärgestik aller Musik den Dualismus von Ausfahrt und Heimkehr."

Literatur

Benedetti, Gaetano (1994): Todeslandschaften der Seele. Göttingen

Grootaers, Frank (1994): Versuch über die Konstruktion von Musiktherapie..
In: Materialien zur Morphologie und Musiktherapie, Heft 6, IMM

Köhler, Lotte (1990): Neuere Ergebnisse der Kleinkindforschung. In: Forum der Psychoanalyse, Heft 6

Kries, D. v. (1974): Anmerkungen zur Kreativität und Symbolbildung. In: Ammon, G. (Hrsg.): Gruppendynamik und Kreativität. München

Lorenzer, Alfred (1970): Sprachzerstörung und Rekonstruktion. Frankf..a. M.

Loos, Gertrud K. (1986): Hören - Zuhören - Zugehören. In: Musiktherapeutische Umschau, Bd. 7, Heft 3

Mahler, Margaret S.; Pine, A.; Bergmann, A. (1980): Die psychische Geburt des Menschen, Symbiose und Individuation. Frankfurt a. M.

Mentzos, Stavros (1992): Psychodynamische Modelle in der Psychiatrie, Göttingen

Salber, Wilhelm (1980): Konstruktion psychologischer Behandlung, Bonn

Sloterdijk, Peter (1988): Zur Welt kommen - Zur Sprache kommen. Frankfurt a. M.

"Sein oder Nicht-Sein"

Musiktherapie mit einem schizophrenen Patienten

Sylvia Kunkel

> Das seelische Geschehen braucht eine Form,
> weil sich darin ein ´Sein´ entwickelt. (W. Salber)
> Kunst ist niemals anderes als
> Wille zur Form. (F. Marc)

Einleitung

Daß sich die Diplomarbeit, der diese Fallstudie entnommen ist, mit dem "Thema Schizophrenie" beschäftigt, hat vor allem mit meiner Begegnung mit G. zu tun. Drei Jahre ist es her, daß ich für einige Wochen pflegerisch und musiktherapeutisch in einer psychiatrischen Klinik in Berlin arbeitete. G., eine 23jährige schizophrene Patientin, verfiel in einen schweren katatonen Zustand. Sie lag regungslos im Bett und nahm keinerlei Kontakt zu ihrer Umwelt auf. Nach ein paar Tagen mußte sie infundiert werden und eine Sitzwache wurde erforderlich, die ich übernahm. Nachdem ich ein paar Stunden schweigend bei der Patientin gesessen hatte, begann ich zu singen. Nicht, daß ich damit irgend etwas bewirken wollte - ich sang einfach vor mich hin, um die nur durch das gleichförmige Tropfen der Infusionsflüssigkeit unterbrochene Stille auszufüllen. Nach einigen Liedern glaubte ich, meinen Ohren nicht zu trauen - G. sang mit! Sie hatte noch immer die Augen geschlossen und bewegte sich nicht, aber sie sang mit! Irgendwie schaffte ich es, das Lied zu beenden, dann verhinderte mein nun wie zugeschnürter Hals das Weitersingen. Während der folgenden Tage setzten wir das gemeinsame Singen jedoch fort, ohne daß G. auf irgendeine andere Art und Weise Kontakt zu irgend jemandem aufnahm / aufnehmen konnte. Am vierten Tag öffnete sie das erste Mal die Augen. Ihren ersten Satz: "Du gehst mir vielleicht auf die Nerven." werde ich wohl nie vergessen. Nun konnten wir auch verbal kommunizieren, das gemeinsame Singen spielte jedoch weiterhin eine wichtige Rolle. Von diesem Zeitpunkt an **wußte** ich, daß ich einmal mit schizophrenen Menschen musiktherapeutisch arbeiten würde.

Das ist inzwischen tatsächlich der Fall, und die erwähnte Diplomarbeit ist ein Versuch, darzustellen, wie sich die theoretische Beschäftigung mit verschiedenen tiefenpsychologisch orientierten Theorien zur Schizophrenieforschung und praktisches musiktherapeutisches Arbeiten gegenseitig auslegen und bereichern können.

Da die vorliegende Falldarstellung nur einen Teil der gesamten Arbeit ausmachte, mußte ihr Umfang notwendigerweise begrenzt und auf die Untersuchung einzelner Aspekte reduziert werden. Hinweise auf die der zu schildernden musiktherapeutischen Arbeitsweise zugrundeliegende psychodynamische Sichtweise der schizophrenen Psychosen sowie Überlegungen zum methodischen Vorgehen und zur Konzeptualisierung finden sich in den dieser Fallstudie vorangehenden Abschnitten der Arbeit und werden in dem vorliegenden Text nicht herausgearbeitet. Der hier dargestellte Ausschnitt der noch andauernden musiktherapeutischen Behandlung eines schizophrenen Patienten umfaßt 33 Sitzungen. Der Einschnitt an gerade dieser Stelle ist nicht inhaltlich begründet und resultierte allein aus der Notwendigkeit der Fertigstellung der Diplomarbeit.

Ausgehend von der Annahme, daß psychische und musikalische Gestaltungsvorgänge eine Einheit bilden und musikalisches Material Ausdruck der Notwendigkeit seelischer Formenbildung ist, richtete ich meinen Blick vor allem auf die Rolle der Musik innerhalb der Behandlung sowie auf ihre strukturelle Entwicklung und Veränderung. Fragen zur Gestaltung der therapeutischen Beziehung und andere Bereiche hängen damit zusammen und flossen in die Überlegungen mit ein, konnten aber aus den erwähnten Gründen nicht ebenso ausführlich beschrieben und untersucht werden.

Im Mittelpunkt der Untersuchung steht zunächst die Frage, wie sich in diesem konkreten "Fall" Seelisches in der Musik zeigt, um unter Hinzunahme weiteren Materials die seelische Konstruktion des Patienten mit ihren spezifischen Problemen und Konflikten, aber auch in ihrem "Funktionieren" erfassen zu können. Die in einem ersten Teil erarbeitete Rekonstruktion der seelischen Grundgestalt des Patienten ist die Grundlage der Organisation musiktherapeutischen Handelns und wird im weiteren Prozeß der Musiktherapie praktisch wirksam. Die sich daran anschließende Darstellung des Behandlungsverlaufs soll einen Einblick in das konkrete therapeutische Geschehen geben und darüber hinaus die Entwicklung musikalischer Formenbildung nachvollziehbar beschreiben.

Die musikalische Improvisation als Ausgangs- und Angelpunkt musiktherapeutischen (Be-) Handelns

Die dieser Untersuchung zugrundeliegende Auffassung des Seelischen als Gestalt und Verwandlung bezieht sich auf die Sichtweise der von Wilhelm Salber und anderen entwickelten morphologischen Psychologie. Das methodische Vorgehen folgt einem Verfahren der auf diese Sicht- und Denkweise aufbauenden morphologischen Musiktherapie. Da die ausführlichere Darstellung der "Grundzüge morphologischen Vorgehens" (Tüpker 1988, S. 48) den Rahmen dieser Arbeit sprengen, die nötige Verknappung jedoch zu unzulässigen Verkürzungen führen würde, möchte ich an dieser Stelle lediglich auf die entsprechende, im Literaturverzeichnis angegebene Literatur verweisen (Salber 1969, Tüpker 1988 und 1990).

Das im folgenden zur Anwendung kommende Verfahren der ´Beschreibung und Rekonstruktion´ stellt eine Art spezifischer musiktherapeutischer ´Diagnostik´ dar, von der die weitere Arbeit ausgeht. (Tüpker 1988, S. 63).

In einem ersten Schritt (Ganzheit) hören die Mitglieder einer Beschreibergruppe die zu untersuchende Improvisation, ohne zuvor irgendwelche Informationen über den jeweiligen Patienten erhalten zu haben. Die Beschreibenden notieren zunächst die Bilder, Einfälle, Reaktionen oder ähnliches, die beim Hören der Musik auftauchten. In dem nachfolgenden Gespräch werden diese Eindrücke verglichen, ausgetauscht und gegebenenfalls hinterfragt, um eine zusammenfassende Beschreibung und eventuell einen Titel oder ein Thema zu erarbeiten. Hier wird also "das eigene Erleben als ein Instrument der Untersuchung benutzt", um "ein erstes verfügbares Material" zu erstellen, indem "nach dem Erleben des Ganzen einer Improvisation" (S. 64) gefragt wird.

Der zweite Schritt (Binnenregulierung) dient dazu, das Zustandekommen dieses Eindrucks am Material (der entsprechenden Improvisation) zu untersuchen und stellt damit eine "Kontrolle und Absicherung" (S. 67) des ersten Schrittes dar.

Im dritten Schritt (Transformation) gilt es, die in den ersten beiden Untersuchungsschritten gewonnenen Erkenntnisse in Bezug zu außermusikalischem Material zu setzen und dann "nach Analogien und Entgegengesetztem, nach Erweiterungen, Ergänzungen und Zuspitzungen zu suchen" (S. 71). Das zu verwendende Material kann "andere Improvisationen, Gespräche, Verhalten innerhalb und evtl. außerhalb der Therapie, Lebensgeschichte und Krankheitssymptome" umfassen. (S. 72)

In dem vierten Untersuchungsschritt (Rekonstruktion) wird das in den ersten drei Schritten erstellte Material in einen theoretischen Gesamtzusammenhang gestellt. Hierfür wähle ich wiederum die morphologische Psychologie. Sie geht davon aus, daß seelisches Geschehen von sechs Faktoren ausgehend organisiert wird, "die einer jeweils eigenen Gestaltlogik folgen" (S. 49) und in ihrem Zusammenwirken, "das sich im Durchlaufen eines Entwicklungsganges von Herkommen-Erweiterung-Entfaltung-Ergänzung zeigt" (S. 51), die jeweilige konkrete Gestaltbildung ausmachen. "Sie zeigen sich in Wirkungseinheiten als: Aneignung und Umbildung, Einwirkung und Anordnung, Ausbreitung und Ausrüstung" (ebd.) und können in einem Entwicklungskreis folgendermaßen dargestellt werden:

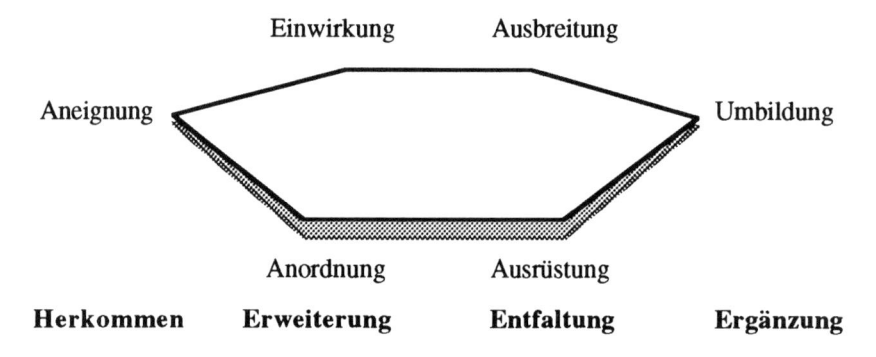

```
                    Einwirkung      Ausbreitung

  Aneignung                                          Umbildung


                    Anordnung       Ausrüstung
  Herkommen        Erweiterung      Entfaltung      Ergänzung
```

Die in dem vierten Untersuchungsschritt zu bewältigende Aufgabe läßt sich somit folgendermaßen präzisieren: Es gilt, nach dem Zusammenwirken der sechs Gestaltfaktoren zu fragen und somit die seelische Gestaltbildung bzw. die seelische Konstruktion des Patienten zu erfassen, um davon ausgehend die musiktherapeutische Arbeit organisieren zu können.

Ganzheit
Erste Beschreibung:
- die Flöte dominiert absolut
- die Gitarre "tritt leise", ist im Hintergrund, wird scheinbar nicht wahrgenommen - will vielleicht auch nicht wahrgenommen werden - will sich dann doch bemerkbar machen, die Flöte ist irritiert, reagiert, besänftigt
- dann wie vorher weiter - die Kluft des gegenseitigen Wahrnehmens dann nicht mehr ganz so groß
- am Schluß eine Auseinandersetzung
- ein Kind, das Unfug treibt, um Aufmerksamkeit zu erzielen
- Trauer, Verlassenheit, Einsamkeit.

Zweite Beschreibung:
- kaum Erinnerung
- lapidare Gedanken: schlechte Aufnahme, jetzt auch noch ein Auto, die Klinik liegt also nicht im Wald
- die Therapeutin ist ziemlich dominant
- man kann ja auch was anderes machen.

Dritte Beschreibung:
- ruhig
- wenig Mut, lange Passagen auf dieselbe Art und Weise, manchmal der Versuch, etwas zu ändern (bezogen auf die Gitarre)
- Nebeneinander
- traurig

Vierte Beschreibung:
Erst keine Bilder, lasse mich beduseln von der Musik. Dann das Bild von einem Trauerzug. Viele Menschen, schwarz gekleidet, ziehen schweigend hintereinander her. Zwischendurch fassen sie sich an den Händen und tanzen, um danach wieder ihren Trauermarsch fortzusetzen. Muß an Lemminge denken, die sich scharenweise ins Meer stürzen - doch diese Menschen tun es nicht. Dann der Wunsch, daß es endlich aufhört - Perpetuum mobile - wo ist das Ende?

Fünfte Beschreibung:
- Eindruck von Zusammenspiel, dann völliges Nebeneinander
- keine Impulse, langweilig, trostlos
- zieht einen selbst mit rein
- Winter, grau, Regenfenster

Sechste Beschreibung:
Ein Vogel sitzt im Baum und singt sein Abendlied. Ein Insekt - Spinne oder Heuschrecke - mit langen Beinen krabbelt am Stamm hinauf und herunter. Jetzt versucht es, zu der Melodie des Vogels zu tanzen (der Vogel läßt es tanzen, es muß). Bald werden alle schlafen. Aber sie kommen nicht zur Ruhe. Das Insekt - oder ist es ein Käfer? - krabbelt weiter hinauf, dicht heran an den Vogel. Wieso frißt der Vogel nicht das Insekt? Ach so, er ist ja mit seinem Abendlied beschäftigt. Immer weiter so - wird es denn gar nicht Nacht und Ruhe im Wald? Das Insekt, doch eher eine Spinne, krabbelt und krabbelt. Der Vogel singt: Ruhe - Friede zur Nacht! Jetzt musizieren oder tanzen sie im Gleichklang - Gleichschritt. Wollen sie miteinander? Doch, ja! – Nun ist es ganz dunkel, und dann wird´s auch langsam ganz still. - Habe das Gefühl, daß sich das Krabbeltier im Laub entfernt, sich eingebuddelt hat, in der Erde verschwindet. Harmonie auf Distanz.

66 *Kunkel*

Um die Ganzheit dessen, was an Eindrücken und Bildern von den Hörern wahrgenommen wurde zu erfassen, gilt es nun, die Beschreibungen nach Gemeinsamkeiten und Gegensätzen, nach Grundlegendem, Ähnlichem und Abweichendem zu untersuchen. Auffallend häufig geht es um Trennung, Beziehungslosigkeit und Sich-entziehen bzw. Gemeinsamkeit, Beziehung und Teilnehmen. Diesen Gegensätzen lassen sich die einzelnen Gedanken und Bilder der Beschreibenden folgendermaßen zuordnen:

A) Teilnehmen/Beziehung/ Gemeinsamkeit	B) Sich-Entziehen/Beziehungslosigkeit/Trennung
1.) Gitarre ´tritt leise´, ist im Hintergrund	dominierende Flöte
	wird scheinbar nicht wahrgenommen
	will vielleicht auch nicht wahrgenommen werden
will sich dann doch bemerkbar machen	
Flöte reagiert, besänftigt	
	Kluft des gegenseitigen Wahrnehmens
Auseinandersetzung	
"Kind, das Unfug treibt, um Aufmerksamkeit zu erzielen"	
	Verlassenheit, Einsamkeit
2.)	kaum Erinnerung
	lapidare Gedanken: schlechte Aufnahme...
	dominante Therapeutin
	Wunsch, anderes zu machen
3.)	wenig Mut, lange Passagen
	auf dieselbe Art und Weise
Versuch, etwas zu ändern	Nebeneinander, traurig
4.)	keine Bilder, sich beduseln lassen
Trauerzug, viele Menschen....	
sich an den Händen fassen und tanzen	
	Lemminge, die sich scharenweise ins Meer stürzen
"doch diese Menschen tun es nicht"	
	Wunsch, daß es endlich aufhört

A)	B)
5.) Eindruck von Zusammenspiel	völliges Nebeneinander
	keine Impulse, langweilig, trostlos
zieht einen selbst mit rein	
	Winter, grau, Regenfenster

6.)	Vogel singt ... Insekt krabbelt
Insekt versucht, nach der Melodie des Vogels zu tanzen	
	bald werden alle schlafen
Nicht-zur-Ruhe-Kommen	
Weiterkrabbeln - "dicht heran an den Vogel"	
	Vogel ist mit Singen beschäftigt
Musizieren und Tanzen im Gleichklang	
	Zweifel ("Wollen sie miteinander?")
"Doch, ja	
	Stille
	"Gefühl, daß sich das Krabbeltier im Laub entfernt, sich eingebuddelt hat, in der Erde verschwindet"
Harmonie -	auf Distanz

Diese Zuordnung einzelner Bilder, Gedanken und Begriffe entspricht nicht einer eindeutig - absoluten Festlegung. Sie folgt zunächst dem Bemühen, durch Trennung, Einordnung und Vereinfachung bestimmte Aspekte hervorzuheben und so zu verdeutlichen, auf welche Grundverhältnisse sie verweisen könnten. Die Art der Schreibweise deutet aber bereits darauf hin, daß diese gegensätzlichen Aspekte und Beschreibungen nicht losgelöst voneinander betrachtet werden können, daß es Wechselwirkungen und Verknüpfungen gibt. Zudem wird in der Nachbesprechung deutlich, daß sich die zwischen einzelnen Bildern und Aussagen herausgearbeiteten Gegensätze sowie die ihnen inhärente Dynamik auch innerhalb einzelner Bilder finden. So z. B. in dem Bild der "Lemminge, die sich scharenweise ins Meer stürzen", das - als Ganzes gesehen - zunächst der Seite des "Sich-Entziehens" zugeordnet wurde. Die Beschreiberin selbst, von der dieses Bild stammte, verwies jedoch auch auf die diesem Bild innewohnende Seite der Gemeinsamkeit und Beziehung

Im folgenden werden die einzelnen Aspekte vor dem Hintergrund der herausgearbeiteten Gegensätze nun wieder in Beziehung zueinander gesetzt, um ein ganzheitliches Bild zu erhalten. Die zunächst schematisch getrennten gegensätzlichen Teil-Bilder werden unter Berücksichtigung der zwischen ihnen herrschenden Spannungen, gegensätzlichen und gleichgerichteten Strebungen zu einem Ganzen zusammengefügt, das als "zusammenfassende Beschreibung (.....) die Musik und ihr Erlebt-Werden charakterisiert" (Tüpker 1988, S. 65)

Der vorherrschende Eindruck nach dem Hören der Musik ist der von "Einsamkeit" und "Verlassenheit". Die Hörer haben Mühe, sich zu erinnern, es gab "zunächst keine Bilder", die Musik erschien "grau", "trostlos", "traurig" und "langweilig". Es wurden "keine Impulse" verspürt. Bilder wie "Trauerzug", "Lemminge, die sich scharenweise ins Meer stürzen", "Winter" und "Regenfenster" und Gedanken wie "bald werden alle schlafen" drücken ähnliches aus. Das Hintereinanderherziehen vieler Menschen in einem Trauerzug taucht in anderen Beschreibungen als "Nebeneinander" bzw. als "Rauf-und-Runter-Krabbeln" auf.

Die Improvisation wird von den meisten Beschreibenden nicht als Ganzes gehört, sondern zergliedert in "die Musik der Therapeutin" und "die Musik des Patienten". Wie die Beschreiberin in der Nachbesprechung selbst betont, entspricht auch das Bild des Vogels und des Krabbeltieres in der sechsten Beschreibung diesem Höreindruck. Die "Musik der Therapeutin" ("der Flöte") wird als dominant beschrieben, sie "klingt kurzzeitig irritiert, reagiert, besänftigt". Der Vogel ist so mit seinem Singen beschäftigt, daß er das Tier nicht fressen kann.

"Die Gitarre ´tritt leise´, ist im Hintergrund, wird scheinbar nicht wahrgenommen - will vielleicht auch nicht wahrgenommen werden? - will sich dann doch bemerkbar machen", spielt "lange Passagen auf dieselbe Art und Weise" oder versucht, "etwas zu ändern". Das Insekt krabbelt hin und her, "dicht heran"; am Ende: "Gefühl, daß sich das Krabbeltier im Laub entfernt, sich eingebuddelt hat, in der Erde verschwindet". Dazwischen die "Kluft des gegenseitigen Wahrnehmens". Um Wahrgenommen-Werden-Wollen geht es auch in dem Bild des Kindes, "das Unfug treibt, um Aufmerksamkeit zu erzielen". Trotz des "völligen Nebeneinander" tauchen Bilder auf, die auf Begegnung verweisen - "zwischendurch fassen sie sich an den Händen und tanzen", "Eindruck von Zusammenspiel", "am Schluß eine Auseinandersetzung", "jetzt musizieren oder tanzen sie im Gleichklang - Gleichschritt".

In einigen Beschreibungen und vor allem in der Nachbesprechung wird deutlich, daß die Musik bei der Mehrheit der Hörer heftige Gefühle geweckt hat. Sie "klingt" nicht nur traurig, sie "macht auch traurig", "zieht einen selbst mit rein" oder aber weckt den Wunsch, sich zu distanzieren ("man kann ja auch was anderes machen"), die Aufmerksamkeit auf Nebensächliches zu richten ("schlechte Aufnahme - jetzt auch noch ein Auto, die Klinik liegt also nicht im Wald") und den Wunsch, "daß es endlich aufhört". Wut auf die Therapeutin, auf "das dominante Spiel der Flöte" wird mehr und mehr spürbar.

Die Musik wird durch Identifikation der Hörer mit dem Patienten - genauer gesagt, mit dem "Part", den der Patient in diesem "Spiel" innehat - noch einmal im nachhinein "zerrissen". Diese Reaktionen geben ebenso wie die Beschreibungen einen Hinweis auf die Szene, die sich in dieser Improvisation hergestellt hat. In dieser Szene, die als Reinszenierung früher Lebens-(Beziehungs-)Erfahrungen verstanden werden kann, geht es vor allem um Sich-Bemerkbar-Machen und Nicht-Bemerkt-Werden sowie um scheinbar übermächtige Dominanz.

Darüber hinaus wurde jedoch deutlich, daß auch innerhalb der diesen beiden Polen zuzuordnenden Bilder und Aussagen Widersprüche und Unsicherheiten auftauchten. Fragen wie: "Will vielleicht auch nicht wahrgenommen werden?", "wollen sie miteinander?" und die Aussagen in Frage stellende bzw. nichtig machende Zusätze wie "scheinbar", "lapidare Gedanken" und "Eindruck von....." verweisen darauf. Unter Einbeziehung dieser vielschichtigen wechselseitigen Verknüpfungen verdeutlicht sich die Annahme, daß es um eine Ambivalenz geht: "Wahrgenommen-Werden-Wollen - Oder-Lieber-Nicht? - Und-Dann-Nicht-Gehört-Werden - Oder-Doch? -"

Die Diskussion kreist, ausgehend von der großen Betroffenheit der Hörer, zunehmend um Grundlegend-Existentielles, um Wahrgenommen-Werden, Da-Sein, Sein.....Schließlich verdichtet sich das Gemeinte in dem Shakespeare-Zitat **"Sein oder Nichtsein"**.

Binnenregulierung

Herr M. beginnt zu spielen, indem er leise und kaum hörbar von unten nach oben nacheinander über die Saiten der Gitarre (E-A-d-g-h-e^1) streicht. Die Therapeutin antwortet mit den länger ausgehaltenen Tönen g^2 und e^2. Daraufhin wiederholt der Patient die beiden von der Therapeutin gespielten Töne (zwei Oktaven tiefer) und fügt die Töne d und a hinzu, um dann wieder zum g zurückzukehren. Damit hat er ein Motiv geschaffen, das - von einigen wenigen kurzen Abweichungen abgesehen - bereits das Tonmaterial der gesamten Improvisation enthält. Auch dieses Motiv spielt Herr M. leise und tastend, allerdings schon deutlicher hörbar als es das anfängliche "Über-die-Saiten-Streichen" war. Nach einer kurzen Pause wiederholt er, jetzt etwas lauter und bestimmter, die ersten drei Töne des Motivs, führt es dann jedoch nicht weiter, sondern läßt es zunächst in eine Pendelbewegung zwischen e und d münden. Die Therapeutin spielt "etwas verspätet" (auf die Zwei-und) den länger ausgehaltenen Ton e^2 dazu (s. Notenbeispiel 1, S. 101). Bereits der beschriebene Beginn der Improvisation vermittelt den Eindruck von Ungleichheit und Dominanz der Flöte. Während die Töne der Gitarre leise und kaum hörbar gespielt werden, erklingen die Flötentöne kräftig und klar. Da beide SpielerInnen ihre Art des Spielens beibehalten, bleibt ein Ungleichgewicht während der gesamten Improvisation bestehen.

Ein anderes Phänomen wird in der Nachbesprechung per Zufall bemerkt: Die Mehrheit der Beschreibenden hat das zweimalige Über-die-Saiten-Streichen des Patienten zu Beginn der Improvisation nicht gehört und ist davon überzeugt, die Therapeutin habe das Spiel begonnen. Die anfänglich von Herrn M. gespielten Töne wurden nicht bemerkt und waren deshalb in der Wahrnehmung der Hörer nicht existent. Das Problem des "Sein-Oder-Nicht-Sein" taucht in dem Akt des Hörens der Improvisation wieder auf und prägt gemeinsam mit der beschriebenen Differenz der Lautstärke der beiden Spielenden den ersten Eindruck der Hörer entscheidend. Das Entstehen dieses Eindrucks (oder besser gesagt: dieses Nicht-Eindrucks) ist die Folge des zu Anfang besonders leisen und vorsichtigen Spiels des Patienten und wird verstärkt durch die (tatsächlich) sehr schlechte Aufnahme- sowie Wiedergabequalität der Musik. Obwohl beide Spieler zu Beginn und auch im weiteren Verlauf der Improvisation das gleiche Tonmaterial benutzen, besteht eine "Kluft" von zumeist zwei Oktaven aufgrund des Spielens in durch die Instrumente teilweise vorgegebenen verschiedenen Oktavbereichen. (Der tiefste Ton der von der Therapeutin verwendeten Sopranflöte ist das c^2.)

Dem Paradox des Beginns der Improvisation (der Patient "war da", hat gespielt - und war im Erleben der Hörenden doch nicht da, wurde nicht gehört) gesellt sich ein weiteres hinzu: Patient und Therapeutin verwenden das gleiche Tonmaterial, spielen stellenweise die gleichen Töne - und können doch die "Kluft" der dazwischenliegenden Oktaven und die Ungleichheit der Tonstärken nicht überwinden. Im weiteren Verlauf der Improvisation überwiegt das Pendeln zwischen den Tönen e und d (e^2 und d^2), das der ständigen Wiederholung eines Motivsplitters bzw. einer Motivabspaltung gleichkommt und bereits ab Takt 5 von dem Patienten eingeleitet wird (s. Notenbeispiel 1, S. 101). Dieses Hin und Her wirkt "langweilig" und "trostlos". Das einförmig - starr wirkende Metrum verstärkt diesen Eindruck. Auch die kurzen Achteleinwürfe in der Gitarrenstimme werden nicht als

"Impulse" wahrgenommen, da sie kein neues Material (tonlich oder rhythmisch) darstellen und lediglich an das Anfangsmotiv erinnern.

Das Hin- und Herpendeln in beiden Stimmen, wobei oft ein Spieler den Ton übernimmt, den gerade der andere gespielt hat, und die sehr häufigen gegenseitigen Imitationen erzeugen den Eindruck des "Schweigend-Hintereinander-Herziehens" bzw. "Nebeneinander". Die dadurch häufig auftretenden Sekundreibungen (unter Vernachlässigung des doppelten Oktavabstandes) verstärken den Eindruck einer "Kluft" bzw. des Nicht-Wahrnehmens des jeweiligen anderen. Die Aussage, daß es "keine Impulse" gibt, läßt sich ebenfalls auf die ständig wiederkehrenden Imitationen beziehen, die dem Spiel zum Teil einen kanonartigen Charakter verleihen, sowie auf fehlende Betonungen und Akzente. Aus diesem Grund fällt es trotz des gleichbleibenden Metrums schwer, eine Taktart zu bestimmen. So erfolgte beispielsweise das Ziehen der Taktstriche im Notenbeispiel 1 eher der Übersichtlichkeit halber und entspricht nicht einem tatsächlich verspürten Takt-Gefühl. Eine diesbezüglich deutliche Änderung tritt etwa im zweiten Drittel der Improvisation auf, als der Patient einen deutlichen 6/8 Takt in der Aufteilung Viertel-Achtel-Viertel-Achtel spielt (s. Notenbeispiel 2, S. 102).

Der 6/8 Takt ist eine in vielen mittelalterlichen Tänzen - wie etwa der französischen Gigue, der neapolitanischen Tarantella und dem italienischen Saltarello - gebräuchliche Taktart. Dieser Teil taucht in den Beschreibungen auf als "zwischendurch fassen sie sich an den Händen und tanzen"; "jetzt musizieren oder tanzen sie....."; als "Versuch, etwas zu ändern" und als "will sich dann doch bemerkbar machen". Nach einigen Takten, in denen sie das rhythmische Schema des Patienten mitvollzogen hat, löst die Therapeutin dieses Schema auf und spielt nach einer Viertelpause gleichbleibende Achtelnoten im staccato. Diese Änderung irritiert den Patienten und er hört kurzzeitig auf zu spielen, was wiederum die Therapeutin "aus dem Takt bringt". Die Flöte klingt kurzzeitig unsicher in der Tongebung und spielt zwei Achtelnoten "zuviel". In einer der Beschreibungen tauchte diese Sequenz auf als "die Flöte ist irritiert, reagiert, besänftigt". Das Besänftigen läßt sich darauf beziehen, daß die Therapeutin zunächst wieder in das rhythmische Schema des Patienten (der "seinen" Rhythmus schnell wiedergefunden hat) einsteigt, dann zwar wiederum Achtelnoten spielt, jetzt aber nicht mehr staccato sondern legato und auch weicher in der Tongebung.

Das in dieser Sequenz musikalisch nachvollziehbare feine Aufeinanderbezogensein der beiden Spieler, das sofortige (hier irritierte) Reagieren aufeinander, verweist noch einmal auf die im letzten Abschnitt formulierte

These, daß diese Improvisation als Reinszenierung früher Beziehungserfahrungen angesehen werden kann. Ist doch gerade die frühe Mutter-Kind-Beziehung durch solches Aufeinanderabgestimmtsein charakterisiert. Im weiteren Verlauf der Improvisation scheint sich der 6/8 Takt wieder aufzulösen, wird immer uneindeutiger, weicht metrisch-gleichförmigem Spiel, ist dann doch wieder erkennbar, wird schließlich wieder uneindeutig. Sieben Takte vor Schluß eine kurze Sequenz, während der Patient und Therapeutin - den doppelten Oktavabstand vernachlässigend - völlig synchron spielen. Das hierbei verwendete Motiv wurde bereits mehrfach von dem Patienten angedeutet und von der Therapeutin mit zeitlicher Verzögerung imitiert (s. Notenbeispiel 3, S. 102).

Hinweise auf diese, bei mehrmaligem Hören recht auffällige Stelle finden sich nur in einer der Beschreibungen ("....im Gleichschritt - Gleichklang"). Aufgrund der bereits erwähnten unterschiedlichen Tonstärken der beiden Instrumente ist zu vermuten, daß das Spiel der Gitarre an dieser Stelle durch die völlige Überlagerung der Töne als eigenständige Stimme nicht mehr wahrgenommen wurde. Die an dieser Stelle auftauchende Gemeinsamkeit (das simultane Spielen der gleichen Töne) führt paradoxerweise dazu, daß Gemeinsamkeit verunmöglicht wird, da zwei Spieler, zwischen denen so etwas wie Gemeinsamkeit herrschen könnte, als solche nicht mehr wahrgenommen werden. Die relativ am Ende der fünften Beschreibung auftauchende Aussage "zieht einen selbst mit rein" läßt sich auf die kurzzeitige Vereinheitlichung der beiden Stimmen im Sinne von "Sich-nicht-mehr-Abheben" beziehen. Ähnlich wie nach der zuvor beschriebenen "Irritationsstelle" findet auch jetzt der Patient "seinen" 6/8 Takt relativ schnell wieder. Die Therapeutin steigt am Ende des folgenden Taktes ein, variiert jedoch das rhythmische Schema und leitet den Schluß ein, indem sie länger ausgehaltene Notenwerte spielt.

Das nun wieder einsetzende Pendeln zwischen den Tönen d und e läßt an ein "Perpetuum mobile" denken, weckt den "Wunsch, daß es endlich aufhört", macht "traurig", weil (scheinbar) der Anfangszustand wieder hergestellt wurde. Diese Reminiszenz an den Beginn des Spiels weckt die Frage nach seiner Beendigung. Nachdem die Therapeutin im drittletzten Takt den Ton, den der Patient gerade spielt (d), eher "angesteuert" als gezielt gespielt hat, "beharrt" sie auf diesem Ton. Der Patient "pendelt" noch einmal für einen Takt zum e, um dann zu dem lang ausgehaltenen d als Schlußton zurückzukehren. Dieses Pendeln in der Gitarrenstimme, das Beharren der Flöte auf dem Ton d^2 und schließlich das "Nachgeben" des Patienten, indem er ebenfalls das d spielt,

"Sein oder Nicht-Sein" 73

mag den Eindruck einer "Auseinandersetzung" geweckt haben, die dann in dem gemeinsam gespielten Ton d ihren Abschluß findet. Doch auch diese Festlegung auf den Ton d als Schlußton läßt nicht erkennen, ob dieser Ton der Grundton der Improvisation war oder aber das e. So läßt sich auch die Tonart nicht eindeutig bestimmen - war es d - dorisch, e - phrygisch oder eine ganz andere Tonart? Die hier deutlich werdende Unentschiedenheit und damit letztlich das Fehlen des Grundtons verweist noch einmal auf das Problem des "Sein-Oder-Nicht-Sein".

Transformation

Die untersuchte Improvisation entstand in der fünften Musiktherapiestunde und ist, da zuvor kein Aufnahmegerät zur Verfügung stand, die erste auf Band festgehaltene Musik. Das hier von mir darüber hinaus verwendete Material berücksichtigt die musiktherapeutische Arbeit der ersten fünf Stunden, die Beschreibung einer Improvisation der neunten Stunde sowie die wenigen mir bekannten Angaben zur Anamnese des Patienten. Da die behandelnde Ärztin von Herrn M. im Urlaub ist, weiß ich zunächst nur, daß er ein schizophrener Patient ist, der ambulant zur Musiktherapie kommen wird. Näheres erfahre ich nach der dritten Musiktherapiestunde. Bereits die etwas ungewöhnlichen äußeren Umstände zeigen Parallelen zu dem im ersten Schritt herausgearbeiteten Material. Zum ersten Mal kommt ein Patient von Anfang an ambulant zur Musiktherapie - der Patient ist in der Klinik und ist es gleichzeitig nicht. Zudem ist es mir auch nach dem Vorgespräch zunächst nicht möglich, genaueres über Herrn M. zu erfahren. Die Möglichkeit, von dem Patienten selber etwas über sein bisheriges Leben und sein momentanes Leiden zu erfahren, ist, wie sich zeigen wird, zumindest auf verbalem Weg äußerst eingeschränkt.

Das Vorgespräch (1. Stunde)

Als ich den Patienten von der Klinikpforte abhole, steht er schon wartend da und sieht mir erwartungsvoll entgegen. Herr M. ist ein mittelgroßer, ein wenig fülliger, gepflegt wirkender Mann etwa Mitte 30. Bei der Begrüßung sieht er mich etwas starr, aber freundlich-zugewandt an, im Raum schweift sein Blick sofort interessiert über die Instrumente. Er wirkt etwas aufgeregt. Als ich Herrn M. erkläre, daß er in dem heutigen Vorgespräch zunächst Gelegenheit habe, von sich zu erzählen, bzw. ich ihm einige Fragen stellen werde, sieht er mich erschrocken an, nickt dann aber und setzt sich auf den für ihn bereitgestellten Stuhl. Er wirkt jetzt angespannt und ängstlich, weshalb ich zunächst einmal frage, wie er zur Musiktherapie gekommen sei. So erfahre ich, daß dies ein Vorschlag seiner Ärztin war. Weiter erzählt Herr M., daß er bereits in der XY-Klinik an einer Gruppenmusiktherapie teilnahm, die ihm "sehr geholfen und gefallen" hat. Daß es sich hier um eine Einzelmusiktherapie handelt, findet er "gut". Auf meine Frage, ob er ein Instrument erlernt habe, erzählt Herr M., daß er Cello gespielt hat, was er aber zur Zeit nicht mehr tut. Auf weiteres Nachfragen erfahre ich, daß der Patient Lehrer von Beruf ist und zur Zeit halbtags in einer Behörde arbeitet.

Herr M. macht keine Anstalten, von sich aus zu erzählen, auch das Nachfragen meinerseits scheint ihm unangenehm zu sein. Andererseits erhöht jede noch so kleine Pause die Aufregung und Anspannung des Patienten. So erzähle ich Herrn M. einiges zum Setting und Ablauf der Musiktherapie und schlage schließlich vor, das gemeinsame Musizieren in einer ersten Improvisation auszuprobieren. Wie befreit "springt" Herr M. regelrecht von seinem Stuhl hoch und holt sich die Obertonflöte, fragt nach ihrem Namen, besieht sie von allen Seiten und beginnt, als ich am Klavier sitze, zu spielen. Obwohl Herr M. die Flöte sehr leise anbläst, wirkt sein Spiel gekonnt und beweglich und auf mich ungeheuer anregend. Für mich nach dem vorherigen Eindruck von dem Patienten überraschend und völlig unvermittelt, ohne spürbare Widerstände, ist hier etwas in Gang gekommen, etwas Haltlos-Fließendes, das einen starken Sog ausübt, dem ich mich zunächst weder entziehen kann noch will. Das in einer der Beschreibungen aufgetauchte "zieht einen selbst mit rein" beschreibt diesen Zustand treffend. Auch der Patient selber scheint "in Etwas reingezogen" zu sein. Mit geschlossenen Augen geht er pausenlos im Raum umher, spielt dabei die Flöte und ist völlig in sein Spiel versunken, scheint gar **nicht** mehr **da** zu **sein**. "Lasse mich von der Musik bedusen" schrieb eine der BeschreiberInnen zur Musik der fünften Stunde, auch das taucht hier auf. Nach und nach spüre ich den Drang, einzugrenzen und zu ordnen, rhythmisch strukturierter und auch lauter (insgesamt "dominanter") zu spielen. Wie aufwachend und widerwillig läßt sich Herr M. darauf ein. Nach längerem Spielen finden wir einen gemeinsamen Schluß. Hinterher sagt der Patient, er habe Angst gehabt, falsche Töne zu spielen, außerdem sei das Klavier zu dominant gewesen, dagegen habe er sich gar nicht wehren können. Diese Äußerungen verbinden sich mit keiner für mich spürbar werdenden Emotion. Ohne meine Reaktion abzuwarten, fragt Herr M. nach Bauart und Preis der Obertonflöte, schließlich erzählt er noch, daß er auch Flöte spielen gelernt hat.

"Sein oder Nicht-Sein" 75

Die 2. Stunde

Herr M. sitzt schweigend da, meine Fragen (nach der letzten Stunde, seinem Befinden) beantwortet er mit knappen Worten wie "gut" bzw. mit Gesten wie Kopfnicken und ähnlichem. In den Gesprächspausen wird er unruhig, wippt mit dem Fuß, blickt "sehnsüchtig" zu den Instrumenten. Wieder wirkt es auf den Patienten regelrecht befreiend, als ich vorschlage, zu improvisieren. Da Herrn M. kein Thema einfällt, schlage ich in Anknüpfung an seine Äußerung in der letzten Stunde vor, eine Improvisation mit dem Titel "Extra falsche Töne" zu spielen. Herr M. nickt lächelnd und wählt wiederum die Obertonflöte. Die Musik ist zunächst kindlich-verspielt, die "falschen Töne" werden lustvoll betont und ausgekostet, wie "ein Kind, das Unfug treibt", "hüpft" Herr M. regelrecht durch den Raum. Das Spiel klingt "schief" und "schräg", dabei aber rhythmisch prägnant, abwechslungsreich und interessant. Die etwas paradox anmutende "Spielanweisung" scheint zunächst Halt zu geben. Doch das Spiel nimmt kein Ende, in endlosem Kreisen wandert Herr M. durch den Raum, endlos-kreisend jetzt auch die Musik - "Perpetuum mobile - wo ist das Ende?". Mehrmals versuche ich, einen Schluß einzuleiten, aber Herr M. **bemerkt** es **nicht**, spielt versunken, scheint nicht da zu sein. Meine Gedanken kreisen um die Frage, wie es der Patient fertigbringt, so unaufhörlich durch den Raum zu gehen und dabei fast pausenlos Flöte zu spielen. Daß ihm dabei nicht schwindelig wird! Eine immense Kraft wird spürbar, die sich aber zunächst nur im Durchhalten-Können bemerkbar macht und durch ständiges Kreisen "langweilig" und "trostlos" wirkt. Auch ich verspüre in dieser Situation den "Wunsch, daß es endlich aufhört". Ein gemeinsamer Schluß gelingt allerdings erst, als die Stunde um ist. Herr M. schaut auf seine Uhr, sagt zufrieden "das war gut" und verabschiedet sich.

Die 3. Stunde

Diese Stunde ist die letzte Sitzung vor Weihnachten. Herr M. möchte Weihnachtslieder singen, hat jedoch keine konkreten Vorschläge. Zufällig habe ich Noten von Weihnachtsliedern dabei und stelle diese aufs Klavier. Herr M. holt sich die Gitarre (ein selbstgebautes, dreisaitiges Instrument) und setzt sich damit neben mich ans Klavier, damit wir zusammen in die Noten sehen können. Gemeinsam singen wir ein Weihnachtslied nach dem anderen. Nur ab und zu spielt Herr M. ein paar begleitende Akkorde auf der Gitarre, singt aber alle Lieder mit lauter und auffallend schöner Stimme mit. Nichts ist mehr von der rastlos-kreisenden Getriebenheit der letzten Stunde zu spüren, die Stimmung ist ruhig und gemütlich. Wie nebenbei erwähnt der

Patient, daß er gerne singt - "gerade zu Weihnachten". Kaum hat er das gesagt, da beginnt er auch schon mit dem Singen des nächsten Liedes, als fürchte er jede wie auch immer geartete Antwort.

Anamnese
Einige Tage nach dieser Stunde habe ich Gelegenheit, mit der behandelnden Ärztin von Herrn M. zu sprechen. Sie beschreibt den Patienten als "in sich gekehrt und sehr leistungsorientiert". Nachdem er 1982 erstmals an einer schizophrenen Psychose erkrankt war, wurde er 1993 - der Patient war zwischendurch 10 Jahre beschwerdefrei - in sehr erregtem Zustand erneut in die Psychiatrie (diesmal zwangs-)eingewiesen. Nachdem er ein dreiviertel Jahr stationär behandelt wurde, kommt er nun ambulant weiterhin zu Gesprächen in die Klinik. Die Vermutung liegt nahe, daß die erneute Erkrankungswelle mit der von dem Patienten nicht gewollten, zunächst räumlichen Trennung von seiner Frau zusammenhängt. Diese Beziehung wird von der Ärztin als "symbiotisch" beschrieben. Die Eltern des Patienten sind Diakone, die Beziehung zu ihnen wie zu den Geschwistern ist "problematisch". Die Mutter von Herrn M. wird als "dominierend, einengend und überbehütend" beschrieben. Im Moment leidet der Patient vor allem unter ausgeprägter Residualsymptomatik, er "zieht sich von seiner Umwelt zurück", ist "emotional instabil und antriebsarm". Neben seiner beruflichen Tätigkeit (halbtags) zeigt er keinerlei Freizeitaktivitäten und hält sich vorwiegend in seiner Wohnung auf. Eine massive Selbstwertproblematik bestand bereits vor der Manifestierung der schizophrenen Erkrankung.

Auch hier zeigen sich Parallelen zu den im ersten Schritt herausgearbeiteten Tendenzen. Die Beschreibung des Patienten als in sich gekehrt, zurückgezogen und antriebsarm entspricht der in der Musik verspürten Tendenz des Sich-Entziehens. Der dieser Tendenz gegenüberstehende, auch in der Musik nicht zum "Ziel" führende Versuch, sich (dennoch) bemerkbar zu machen, tritt auf tragische Art und Weise in der Erzählung über die erneute Einweisung in die Psychiatrie zutage: Der Patient ist erregt (er regt sich, macht sich bemerkbar - analog zu dem "Kind, das Unfug treibt, um Aufmerksamkeit zu erzielen") und wird infolgedessen in die Klinik eingewiesen und damit erst recht isoliert und am "Wahrgenommen-Werden" außerhalb des Klinikbereiches zunächst gehindert.

Der Versuch, sich bemerkbar zu machen, führt dazu, daß über den Patienten entschieden, daß er "dominiert" wird. Ein Hinweis auf Erlittenes und Weiter-Wirkendes findet sich in der Analogie von der "dominanten, ein-

"Sein oder Nicht-Sein" 77

engenden" Mutter des Patienten und dem "dominanten" Spiel der Flöte/Therapeutin. Die in der beschriebenen Improvisation sich andeutende und in weiteren Improvisationen immer deutlicher werdende Tendenz zur Verschmelzung findet sich in der als symbiotisch beschriebenen Beziehung des Patienten zu seiner Ehefrau.

Die 4. Stunde

Der Patient kommt 10 Minuten zu früh zur Musiktherapie. Weil noch eine andere Patientin da ist, muß ich ihn zunächst wieder hinausschicken und bitten, draußen zu warten. Zum Stundenbeginn finde ich Herrn M. dann nicht. Kurz darauf kommt er jedoch. Auch diese Situation ähnelt den Beschreibungen der Musik: Herr M. ist da, darf noch nicht hereinkommen ("wird nicht wahrgenommen"), ist dann nicht zu finden ("will vielleicht auch nicht wahrgenommen werden?") und ist schließlich doch wieder da ("will sich dann doch bemerkbar machen"). Herr M. sieht erholt aus, auf meine Frage erzählt er, daß er Urlaub hatte und es sehr genossen habe, Zeit für sich zu haben. Er habe viel gelesen, vor allem Krimis von einem Autor aus Z. Herr M. findet Krimis toll und hier besonders, daß er die Schauplätze der Handlungen kennt. Während Herr M. erzählt, wird er zunehmend unruhiger und blickt schließlich unverwandt zu den Instrumenten. Auf meine Frage, ob er gerne improvisieren wolle, nickt er erleichtert und wählt die Baßstäbe. Ich spiele Klavier.

Herr M. spielt zunächst abwechslungsreich und vielseitig. Er versteht es, die geringe Zahl der zur Verfügung stehenden Töne (C-F-G) durch rhythmisch variantenreiches Spiel auszugleichen. Dabei ist das Spiel sehr dicht, Klavier und Baßstäbe streckenweise kaum zu unterscheiden, häufig spielen beide über längere Zeit nur einen Ton. Diese Improvisation ähnelt in ihrer Gesamtheit der Sequenz in der beschriebenen Improvisation, in der beide Spieler im Parallelspiel kaum auseinanderzuhalten waren. Ähnlich wie bei dem gemeinsamen Singen in der dritten Stunde wird hier eine musikalische Situation geschaffen, die ein Eins-Werden in der Musik fördert.

Das nachfolgende Gespräch knüpft eher indirekt an das gemeinsame Spielen an, indem der Patient nach Bauart und Material der Klangstäbe, nach ihrem Preis und ähnlichem fragt. Nachdem es in der Musik sehr eng und dicht wurde, findet Herr M. so einen gelungenen Weg, sich zu distanzieren, ohne die Verbindung zu dem Gespielten ganz abzubrechen. Der Wunsch, sich mit etwas zu beschäftigen, das aber indirekt durchaus noch mit der Musik zu tun hat, tauchte auch in einigen Beschreibungen auf, wie etwa der Bemerkung:

"schlechte Aufnahme, jetzt auch noch ein Auto, die Klinik liegt also nicht im Wald".

Die 5. Stunde

Am Beginn der 5. Stunde, aus der auch die untersuchte Improvisation stammt, setzt sich Herr M. gar nicht erst auf den für ihn bereitgestellten Stuhl, sondern geht sofort auf die Gitarre zu. Es ist eine "richtige" 6-saitige Gitarre, die ich für die heutige Sitzung mitgebracht habe und die, wie sofort ersichtlich ist, ebenfalls selbstgebaut ist. Herr M. untersucht sie genau, fragt, wer sie gebaut habe, macht Bemerkungen über Holz und Bauart und möchte dann spielen. Da wir ausnahmsweise in einen Raum ausweichen müssen, in dem es kein Klavier gibt, wähle ich die Sopranflöte. Während ich sonst am Klavier mit dem Rücken zum Patienten sitze, sitzen wir uns nun direkt gegenüber. Herr M. blickt fast die ganze Zeit zu Boden. Ab und zu sieht er mich an, sobald ich zurückblicke, sieht er erschrocken weg.

Hinterher kann der Patient zu dem Spiel nur sagen, daß es "schön" war. Nach Einfällen, Bildern, Phantasien oder einem Titel gefragt, fällt ihm nichts ein. Auf meine Frage, wie er mit dem Instrument "zurechtgekommen" sei, kann Herr M. einiges erzählen. Das Herunterdrücken der Saiten war schwieriger als bei anderen Gitarren, das läge wohl an der Bauart.....- und wieder unterhalten wir uns über das Instrument. Dann möchte Herr M. die Musik hören. Ich hatte im Vorgespräch diese Möglichkeit erwähnt, und der Patient greift nun von sich aus diesen Gedanken auf. Während des Hörens scheint er dann aber abzuschweifen. Dieser Bewegung wirke ich entgegen, indem ich auf bestimmte Stellen hinweise und dabei das Gerät kurz aus- und wieder einschalte. Herr M. nickt zu meinen Bemerkungen, bringt jedoch keine eigenen Gedanken ein. Hinterher noch einmal nach Bildern oder einem Titel befragt, nennt er "Herbststimmung".

Die Hinzunahme weiteren Materials zeigt Tendenzen, die z.T. mit den nach dem Beschreiben der Improvisation herausgearbeiteten Aspekten übereinstimmen und diese verstärken, z.T. auch Gegensätzliches oder weniger deutlich Gewordenes hervorheben. Analog zu den Beschreibungen finden sich im Leben und Verhalten des Patienten Tendenzen, sich zu entziehen bzw. sich zurückzuziehen, nicht wahrgenommen zu werden (werden zu wollen?), denen gegensätzliche Strebungen gegenüberstehen, die aber nicht zu dem erwähnten Ziel (Doch-bemerkt-Werden, Da-Sein) führen. Immer wieder stellt sich Ungleichheit her, indem z. B. der Patient durch seine Zurückgezogenheit die Therapeutin dazu bringt, etwas für ihn zu tun, zu fragen, Vorschläge zu machen und ähnliches. Dabei bringt Herr M. durchaus eigene Vorschläge ein - Weihnachtslieder singen, die Musik anhören -, bei der Realisierung dieser Ideen zieht er sich jedoch zurück - ihm fallen keine Lieder ein, beim Vorspielen der Improvisation hört er kaum zu. Ähnliches zeigte sich beim Umgang des Patienten mit dem von ihm geschaffenen Motiv in der untersuchten Improvisation, das irgendwann in einer ziellosen Schaukelbewegung versandete. Auf diese Art und Weise scheint sich der Patient selbst nicht ernst zu nehmen und sich "wegzumachen". Daß Herr M. der Therapeutin ein Reagieren auf seine wenigen verbalen Äußerungen verunmöglicht (durch sofortiges Weitersingen oder -spielen bzw. Reden über "anderes"), rückt erneut die in dem ersten Schritt herausgearbeitete Ambivalenz "Wahrgenommen-Werden-Wollen - Oder-Lieber-Nicht? - Und-Dann-Nicht-Bemerkt-Werden - Oder-Doch?" ins Blickfeld.

Die in den Beschreibungen nur als Wunsch nach Bemerkt-Werden bzw. nach Beendigung der Improvisation auftauchende Ausbreitungstendenz kristallisierte sich unter Hinzunahme weiteren Materials deutlich heraus. Die damit verbundene Kraft tauchte in den Beschreibungen als solche noch nicht auf. Sie wird in den Stunden im ununterbrochenen Umhergehen und Durchhalten-Können sowie in der "Krimierzählung" der dritten Stunde spürbar und prägt nach und nach auch die weiteren Improvisationen. So heißt es beispielsweise in den Beschreibungen zu einer Improvisation der neunten Stunde - vorgenommen durch dieselbe Beschreibergruppe -: "enorme Kraft - wo kommt sie her?"; "Kraft, die kein Ende nimmt und von übermenschlichen Sphären zu kommen scheint"; "die Schellentrommel kämpft".

Hier findet eine in den Beschreibungen der Musik der fünften Stunde kaum bemerkte Tendenz eine solche Zuspitzung und Verstärkung, daß bei einigen Hörern der Eindruck entsteht, "es mit einem ganz anderen Menschen zu tun zu haben". Doch auch dieses kräftige Spiel führt nicht zu einer Lösung, sondern verharrt schließlich in Endlos-Kreisendem, das "langweilig" und "trostlos" wirkt. Trotz enormer Kraftanstrengung und Steigerung in Lautstärke und Tempo kommt es nicht zur Entspannung, weil es keinen Höhepunkt gibt, auf den die Bewegung zugeht. Schließlich wird deutlich, daß dieselben Tendenzen, die in der Improvisation der fünften Stunde hörbar wurden, auch hier - jetzt quasi "in neuem Gewand" - wieder auftauchen.

Rekonstruktion

Die in den ersten drei Untersuchungsschritten herausgearbeiteten Tendenzen verweisen auf die hier von mir hervorgehobenen Aspekte der Gestaltlogik der Aneignung und verdeutlichen, daß dieser Gestaltfaktor vor allem als extreme Angst vor einem Angeeignet-Werden besitzergreifend im Vordergrund der zu untersuchenden Gestalt steht. "Die Gestaltlogik der Aneignung folgt einem Zu-Eigen-Sein, Zu-Eigen-Haben und Zu-Eigen-Werden. Sie hängt zusammen mit Sich-Aneignen und Angeeignet-Werden (...) und zeigt sich im Erleben als Festwerden (...), Dabeibleiben, Dichte (...) und Beharrung" (Tüpker 1988, S. 49).

Dichte prägt mehr und mehr die musikalischen Improvisationen, auch die als "symbiotisch" bezeichnete Beziehung des Patienten zu seiner Ehefrau zeugt von einer Extremisierung von Dichte und "Verklebtsein". Daß die Trennung von ihr zumindest mitkonstituierend für den erneuten Ausbruch der Psychose war, läßt vermuten, daß hier eine **unentbehrliche** Dichte entstanden war, die nicht mehr der Unterscheidung von Eigenem und Fremdem folgte und damit Teil der Existenzgrundlage des Patienten wurde.

Die beherrschende Angst, angeeignet zu werden, läßt (musikalisches) Können in den Sog der Angst vor dem Anderssein geraten und bewirkt ein Sich-Gleichmachen durch Imitieren und Parallelspiel. Der Patient macht sich das Spiel der Therapeutin zu eigen, um nicht selbst angeeignet zu werden. Ohne Mühe scheint sich Herr M. auch die Instrumente zu eigen zu machen. Er kommt der Aufforderung, zu spielen, widerstandslos nach, als hätte er das schon immer so getan. Während des Spiels gerät er jedoch häufig in eine Verfassung, in der spürbar wird, daß er in einen "Sog" gerät, in ein "Etwas" hineingezogen wird. Der Eindruck entsteht: Nicht der Patient spielt, sondern er "wird gespielt".

Die verspürte Gefahr zeigt sich innerhalb der Beschreibungen beispielhaft in dem Bild des Käfers, der sich, dicht an den Vogel herangekrabbelt, der Gefahr des Gefressenwerdens (des Einverleibt-Werdens als radikale und vernichtende Form des Angeeignet-Werdens) aussetzt. Auch die "Methoden" der Therapeutin (überhaupt zu musizieren, die Musik anhören) macht sich der Patient blitzschnell zu eigen. Das so widerstandslos Angeeignete kann der Patient jedoch nicht für sich verwenden, da der ergänzende Gegenpol der **Umbildung** nur ansatzweise zum Zuge kommt. Es findet kaum Umgestaltung oder Umstrukturierung statt, Impulse werden nicht weiterentwickelt, ein "Auf-der-Stelle-Treten" oder "Im-Kreis-Laufen" ist das Resultat. Dort, wo Umbildungstendenzen auftauchen - wie etwa in der Weiterentwicklung der von der Therapeutin gespielten Töne g-e zu dem Motiv g-e-d-a-g erfolgen sie blitzschnell und das so Geschaffene wird schließlich wieder "zerstört" bzw. zerstückelt. Das Motiv wird nicht wieder aufgegriffen oder weiterentwickelt. Statt dessen mündet es in der ständigen Wiederholung des Motivsplitters e-d.

Das Blockiertsein bzw. Nicht-Wirksam-Werden der Umbildung führt aber dazu, daß Fremdes nicht wirklich zu eigen gemacht werden kann. Das rückt wiederum die Angst vor dem Angeeignet-Werden in den Vordergrund und läßt den Faktor der Aneignung zunehmend der Gestaltlogik der **Einwirkung** folgen, die hier vor allem darauf ausgerichtet ist, Einwirkungen zu entgehen, um nicht vereinnahmt zu werden. In den Improvisationen wird Einwirkung durch extrem leises und kaum hörbares Spiel ("Sich-Wegmachen") oder aber (im weiteren Verlauf der Therapie) durch extrem lautes Spiel, das den anderen nicht mehr hört, verunmöglicht. Ähnliches passiert in den Gesprächen, wenn der Patient der Therapeutin keinen Raum und keine Zeit läßt, auf seine verbalen Äußerungen zu reagieren. Im täglichen Leben versucht er, Einwirkungen durch Rückzug und Isolierung zu entgehen und beraubt sich somit gleichzeitig der Möglichkeit eigenen Wirkens und Bewirkens.

Der Patient vermeidet Entschiedenheiten, indem er Angefangenes nicht fortführt (wie nach den Vorschlägen, Weihnachtslieder zu singen oder aber die Musik zu hören oder wie im Umgang mit dem Motiv in der beschriebenen Improvisation, das er "versanden" läßt). Als Gegenbewegung werden die Versuche einzuwirken von außen stärker ("dominantes Spiel der Flöte", Vorschläge und ähnliches).

Die **Anordnung** als polarer Gegenpol der Einwirkung ist zunächst kaum spürbar, die Musik ist wenig durchgeformt, anfänglich sind keine Rhythmen oder Taktarten erkennbar. Häufig kommt der Patient zu früh oder zu spät zu den Sitzungen. Oder aber die Anordnung wird ins Extreme gesteigert: Sich wiederholende Ordnungen und Prinzipien führen zur Starrheit der Formbildungen und zeigen sich in der Musik als Hin- und Herpendeln zwischen zwei Tönen und in der Bewegung als pausenloses Im-Kreis-Laufen. Hier werden Ordnungen auf Kosten der Beweglichkeit und Bewegung hergestellt, die den Raum, in dem Eigenes leben kann, mehr und mehr einengen. Extremes Angeordnet-Werden ist die Folge, oder aber das Auftauchen von Wünschen nach Strukturierung und Durchformung im jeweiligen Gegenüber, beispielsweise der mitspielenden Therapeutin.

Das Verspüren des Mangels an Anordnung und der Wunsch danach werden spürbar in den Fragen des Patienten nach der Bauart der Instrumente sowie in seiner Vorliebe für Krimis, deren Schauplätze er kennt und die somit überschaubare und bekannte Ordnungsprinzipien verkörpern. Beim Singen von Weihnachtsliedern, in Gesprächen über die Bauart der Instrumente, später bei der Arbeit an einem Märchen (s. weiterer Behandlungsverlauf) wird deutlich, daß sich der Patient innerhalb vorgegebener Ordnungen und Strukturen zunächst relativ sicher bewegen kann. Wie die Ausführungen zeigen, wird auch der Faktor der Anordnung vorwiegend in seiner passiven Ausprägung wirksam bzw. beeinflußt vor allem als Angst vor Angeordnet-Werden das seelische Geschehen. Auch dieser Gestaltfaktor gleicht sich den Faktoren Aneignung und Einwirkung an und scheint wie diese dem "Prinzip des Sich-Entziehens" zu unterliegen. Paradoxerweise wird in dem Bemühen, Eigenes zu bewahren, Eigenes vermieden.

Als Reaktion und (scheinbarer) Ausweg kristallisiert sich mehr und mehr die Wucht des Faktors der **Ausbreitung** heraus. Ungebändigte Beweglichkeit zeigt sich in pausenlosem Umherlaufen, das kein Ziel verfolgt und in ständigem Kreisen verharrt. Tendenzen zur Grenzenlosigkeit zeigen sich in rauschhaftem und "endlosem" Spiel, die Improvisationen sind offene Gestalten, die aus eigener Kraft nicht geschlossen werden können.

Auch die im weiteren Behandlungsverlauf deutlicher werdende Tendenz, immer mehr und immer neue Instrumente zu verwenden, verweist auf den Gestaltfaktor der Ausbreitung. Der sich hier zeigende Wunsch nach "Mehr an Leben" (Tüpker 1988, S. 50) scheint den Faktor der Ausbreitung dem Prinzip des (Da-)Seins zu unterstellen und damit dem durch die Verschmelzung der Aneignung, Einwirkung und Anordnung übermäßig starken Prinzip des Nicht-Seins entgegenzuwirken. Die Notwendigkeit der immer deutlicher spürbar werdenden Stärke und Wucht der Ausbreitungstendenzen könnte hierin begründet sein.

Der der Ausbreitung polar entgegengesetzte und diese oft einschränkende Faktor der **Ausrüstung** tritt vor allem als musikalisches (Spielen der Instrumente, Singen, Imitation als Absicherung der Ausbreitung....) sowie berufliches Können (Bewältigung des Wechsels von der Lehrerstelle zu einer Halbtagsstelle "am Schreibtisch") in Erscheinung. Sowohl in der Musik als auch in den Gesprächen wird jedoch deutlich, daß Konsequentes weitgehend vermieden, Begrenzungen kaum wirksam werden. Zudem umfaßt die Ausrüstung des Patienten eine große Anpassungsfähigkeit im Hinblick auf die Bedürfnisse anderer. Aufgrund der beschriebenen besonderen Konstellation der übrigen Gestaltfaktoren führt dieses Können jedoch nicht zur Förderung und Erweiterung von Möglichkeiten, sondern droht sich gegen sich selbst zu stel-

"Sein oder Nicht-Sein" 83

len und wiederum der Vermeidung von Eigenem zu dienen. Insgesamt ist der Faktor der Ausrüstung nicht in der Lage, die massiven Ausbreitungstendenzen zu bändigen. Das führt zu einer noch stärkeren Gewichtung der Ausbreitung, um ein "Kippen" in Richtung Aneignung/Anordnung/Einwirkung zu vermeiden. In der untersuchten Gestalt zeigte sich, daß Aneignung, Einwirkung und Anordnung einander ähnlich sind und miteinander zu verschmelzen scheinen. Einwirkung und Anordnung können dadurch nicht der Erweiterung der Aneignung dienen, sondern scheinen gemeinsam mit der Aneignung einen wie abgetrennten starken Pol zu bilden, dem die übrigen Gestaltfaktoren gegenüberstehen. Da die Faktoren Umbildung und Ausrüstung kaum wirksam werden, muß der Faktor der Ausbreitung ein um so größeres Gewicht bekommen, um ein "Kippen" zu verhindern und die Lebensfähigkeit der Gestalt zu erhalten.

Der Gestaltkreis ist in diesem Fall etwa folgendermaßen darstellbar:

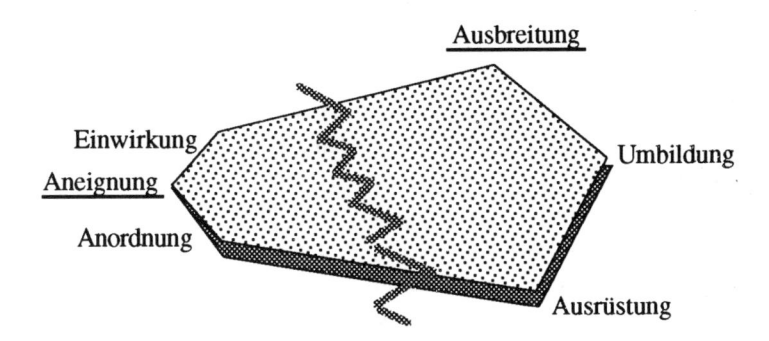

Ausbreitung

Einwirkung

Aneignung

Anordnung

Umbildung

Ausrüstung

Die sechs Gestaltfaktoren brauchen sich hier eher dazu, ein lebbares Gleichgewicht überhaupt aufrecht zu erhalten. Die sich gegenseitig fördernde Funktion der Gestaltfaktoren ist blockiert und kann einer (Weiter-) Entwicklung nicht mehr dienen. Eine "Erstarrung" der seelischen Gestalt ist die Folge. Paradoxerweise kann das Seelische aber offenbar nur in diesem fast leblos anmutenden Gleichgewichtszustand überleben.

Das Überwiegen und "Ausufern" des Gestaltfaktors der Ausbreitung und damit ein "Kippen" zu einem Pol der Gestaltbildung scheint sich in der manifesten psychotischen Episode zu zeigen, die eine "Auflösung der Grenzen" in vielerlei Hinsicht darstellt. Der derzeitige Zustand des Patienten und die Residualsymptomatik mit ihren massiven Rückzugs- und Isolierungstendenzen verweisen auf die Verstärkung des anderen Pols. Sowohl das Kippen in die eine als auch in die andere Richtung verstärkt den Riß in der Gestaltbildung.

Das Erfassen struktureller Besonderheiten, die die musikalische Gestaltung der untersuchten Improvisation prägten, sowie die Hinzunahme weiteren Materials führten zu einer Rekonstruktion der seelischen Grundgestalt des "Falls". Diese Gestalt kann einer im Rahmen dieser Arbeit nicht näher zu ermittelnden Notwendigkeit folgend als "Lösungsgestalt" verstanden werden, "die sich unter den besonderen Bedingungen des Aufwachsens allmählich herausgebildet hat und von der aus die Wirklichkeit zu behandeln gesucht wird" (Tüpker 1988, S. 77). Es konnte herausgearbeitet werden, wie brüchig und schwankend das nur mühsam aufrechterhaltene Gleichgewicht dieser seelischen Konstruktion ist und in welche Gefahr das Seelische immer wieder gerät.

Schlußfolgerungen

Die Rekonstruktion der seelischen Grundgestalt diente dem besseren Verständnis und dem Erfassen des Leiden-Könnens des Patienten sowie der daraus abzuleitenden weiteren Organisation der musiktherapeutischen Arbeit. Die spezielle seelische Konstruktion erfordert ein spezifisches musiktherapeutisches Arbeiten, das zunächst darin besteht, den der Ausbreitung gegenüberstehenden Gestaltfaktor der Ausrüstung zu stärken und damit Regulierungsmöglichkeiten und Absicherungen zu schaffen, die den Gestaltfaktor der Ausbreitung haltgebend und gleichzeitig richtungsweisend einschränken und zugleich fördern. In dieser Gestaltbildung ist es notwendig, dabei den Faktor der Anordnung in hohem Maße in die Arbeit einzubeziehen, ohne aber durch einseitiges Vorschreiben von Regeln "von außen" die massiv ausgeprägten passiven Tendenzen dieses Gestaltfaktors übermäßig zu fördern.

So kann es z. B. hilfreich sein, die gemeinsamen Improvisationen durch musikalische, zeitliche oder die Instrumente betreffende Vorgaben vorzustrukturieren bzw. (musikalische) Abläufe vorzuplanen. Auch das von dem Patienten selbst eingeführte Reden über die Instrumente, ihren Aufbau und ihre Handhabung, kann als Erweiterung der Ausrüstung verstanden und in diesem Sinne genutzt werden. Innerhalb "freier" Improvisationen kann die Therapeutin zunächst halt- und strukturgebende (Hilfs-) Funktionen übernehmen, um von dieser Position innerhalb des Geschehens aus gemeinsam mit dem Patienten Lösungsmöglichkeiten zu erarbeiten und Entwicklungsansätze zu verstärken und zu fördern.

Das gemeinsame Improvisieren stellt darüber hinaus einen Prozeß dar, innerhalb dessen die in dieser Gestalt bislang kaum wirksam werdende Umbil-

"Sein oder Nicht-Sein" 85

dung intensiviert wird. Der in extremen Formen der Anordnung spürbar werdenden Angst vor unkontrollierter Umbildung wird durch die beschriebenen Strukturierungsprozesse entgegengewirkt. Neben diesen haltgebenden Abicherungen kann es, um den Tendenzen des Eins-Werdens entgegenzuwirken, sinnvoll sein, eine Geschichte oder ein Märchen in die Arbeit mit einzubeziehen und musikalisch umzusetzen (vgl. Tüpker 1988, S. 198 ff).

Um die sich gegenseitig fördernde Wirkungsweise der Gestaltfaktoren wiederzubeleben, gilt es also zunächst, an der Bereicherung und Stabilisierung der Ausrüstung zu arbeiten. Erst dann kann die in dem die Ausrüstung ergänzenden Faktor der Ausbreitung gestaute "Kraft" als Ergänzung wirksam werden und zur Erweiterung der Aneignung und Umbildung beitragen, die wiederum der Entfaltung der Einwirkung und Anordnung dienen.

Um wirklich Veränderungsprozesse in Gang zu setzen bedarf es allerdings einer langfristigen strukturellen und symbolischen Bearbeitung der seelischen Konstruktion. Daß dies ein äußerst mühevoller und "kleinschrittiger" Weg mit zahllosen Umwegen ist, steht außer Frage. Die vielen kleinen und kleinsten auf Veränderung hinweisenden Gegebenheiten ermöglichen jedoch immer wieder ein gemeinsames Weitergehen.

Zum (weiteren) Behandlungsverlauf

Der zu beschreibende Behandlungsverlauf kann als Strukturierungsprozß verstanden werden, dessen Ziel es ist, seelische Formenbildung zu ermöglichen bzw. Möglichkeiten zu erweitern und zu differenzieren. "Der Strukturierungsprozeß wird psychologisch faßbar, indem wir die Bildung gestalthafter Symbole verfolgen und indem wir die Entwicklung der Gestaltfaktoren explizieren" (Salber 1969, S. 135).

Ausgehend von dieser Annahme wird im folgenden vor allem versucht, die Entwicklung der musikalischen Formenbildung nachzuvollziehen und damit verbundene Lösungsmöglichkeiten aufzuzeigen und daran anknüpfend nach dem Wirken der Gestaltfaktoren zu fragen. Den Ausführungen liegt die Annahme zugrunde, daß Inhalt, Tätigkeit und Form ´Eins´ sind und Formenbildung als vielschichtiger seelischer Gestaltungsprozeß immer auch Ausdrucksbildung ist.

Ein-Grenzen und Aus-Drücken -- die Suche nach Form (6.-18. Stunde)

Der erste Abschnitt der musiktherapeutischen Behandlung, zu dem auch die ersten bereits dargestellten Sitzungen gehören, ist von der Suche nach

Formen bestimmt, die dem seelischen Ausdrucksverlangen des Patienten gerecht werden und zugleich regulierenden Halt und Begrenzung ermöglichen. Diese Suche nach "Form" beinhaltet sowohl das Erschaffen und Erproben musikalischer Formenbildungen als auch die Suche nach Möglichkeiten und Formen eines für Herrn M. erträglichen und akzeptablen Miteinanderseins von Patient und Therapeutin.

Während der folgenden dreizehn Sitzungen spielt Herr M. fast jede Stunde ein anderes Instrument. In der 10. Sitzung erzählt er, daß er vorhabe, in jeder Stunde ein neues Instrument auszuprobieren. Meine Frage "und wenn Sie alle durch haben - was dann?" überrascht ihn zunächst. Nach kurzem Überlegen antwortet er: "Dann fang´ ich wieder von vorne an". Diese Aussicht scheint Herrn M. weder zu erschrecken noch besonders zu erfreuen. Vielmehr hat es den Anschein, als sei dies genau die Art von (Nicht-)Entwicklung, die Herr M. kennt und erwartet. Auch hier zeigt sich wieder die Tendenz zu endlosem Kreisen, eine Bewegung, die kein Ziel, keinen Anfang und kein Ende hat und sich in sich selbst erschöpft. Das Kreisen zeigt sich darüber hinaus weiterhin in pausenlosem Durch-den-Raum-Gehen (tatsächlich im Kreis) während des Spielens tragbarer Instrumente und prägt in Form ständiger Wiederholungen und Imitationen und mit der Tendenz zur Endlosigkeit die immer länger werdenden Improvisationen.

Rigide Anordnungen (jede Stunde ein neues/anderes Instrument) behindern in gewisser Weise sowohl die Aneignung als auch die Einwirkung. Der Patient beraubt sich selber der Chance, sich über mehrere Stunden hinweg ein Instrument tatsächlich anzueignen bzw. die Mittel des jeweiligen Instrumentes auf sich wirken zu lassen. Zudem schränkt Herr M. seine Möglichkeiten ein, indem er sich (noch) nicht erlaubt, innerhalb einer Stunde das Instrument zu wechseln. Andererseits betont diese selbstauferlegte Einschränkung und Begrenzung den Drang nach Stabilisierendem, Geformtem und Konsequentem und folgt damit der Gestaltlogik der Ausrüstung. Z.B. schafft sich Herr M. dadurch, daß er jede Stunde ein anderes Instrument benutzt, die Möglichkeit, tatsächlich nach jeder musikalischen Improvisation nach der Bauart, dem Material, dem Preis des Instrumentes u.ä. zu fragen. So reißt auch nach dem Spielen der Kontakt zwischen Patient und Therapeutin nie ab. Da ich das "Ordnungsprinzip" des Patienten, jede Stunde ein anderes Instrument zu verwenden, als zunächst durchaus gelungenen "Strukturierungsversuch" ansehe, akzeptiere ich ihn und wir arbeiten innerhalb dieser "Fassung" direkt am musikalischen Material. Ab und zu "ergeben" sich aus der Improvisation der vorangegangenen Stunde bestimmte Spielregeln, die wir gemeinsam besprechen und die dann dem Spiel der folgenden Stunde einen grob festgelegten Rahmen geben.

Bezogen auf die (überwiegenden) "freien" Improvisationen (ohne Spielanweisung) kristallisieren sich zwei Arten des Spielens heraus, die in den Improvisationen der fünften und der neunten Stunde bereits angedeutet wurden: Entweder spielt Herr M. äußerst leise und zaghaft, oder aber besonders laut und "wuchtig" - ein "Dazwischen" gibt es zunächst nicht. Beide Arten des Improvisierens sind von einer großen Dichte zwischen dem Spiel des Patienten und der Therapeutin gekennzeichnet sowie durch ihre sehr lange Dauer als Folge des Nicht-enden-Wollens / -Könnens.

Den Tendenzen des Einswerdens in der Musik stehen regulierend die in den nachfolgenden Gesprächen deutlich werdenden Distanzierungsmöglichkeiten des Patienten gegenüber. Herr M. kann diese Art des Spielens angstfrei genießen. Sein gelöster und zufriedener Gesichtsausdruck spricht eine deutlichere Sprache, als es seine wenigen verbalen Äußerungen über die Improvisationen, die sich meist in "das war schön" erschöpfen, vermögen. Allerdings sagt er in der 12. Stunde nach dem Spielen leise: "Das war schön, irgendwie so tragend", um dann aber sofort über die Bauart des Instrumentes (der Kantele) weiterzureden.

Das Beenden der Improvisationen wird immer wieder zum Problem. Herr M. entwickelt zwei Arten des Reagierens auf meine musikalischen Einleitungen von Schlüssen, die sich jedoch beide als Ansatzpunkte für weitere Entwicklungen nutzen lassen. Eine Art der Reaktion besteht darin, meinen Schluß mitzuvollziehen, wozu der Patient musikalisch durchaus in der Lage ist. Dann allerdings steht Herr M. mit zum Spielen erhobenen Händen und tieftraurigem Gesicht da und rührt sich nicht. Sehr deutlich spüre ich in solchen Situationen, daß das "Spiel des Patienten" eben doch noch nicht beendet war. Frage ich in solchen Momenten, ob Herr M. noch weiterspielen möchte, beginnt er sofort damit.

Nach diesen "Unterbrechungen" ist es jeweils nach weiterem relativ kurzen Spiel möglich, einen **gemeinsamen** Schluß zu finden, der Herrn M. dann jedesmal regelrecht glücklich zu machen scheint. Wie mir erst später klar wurde, fungierte dieses "Spiel mit Unterbrechungen" als "Vorarbeit" für eine im weiteren Therapieverlauf sich herauskristallisierende Formenbildung, die dadurch geprägt war, daß nun nicht mehr eine einzige, endlos-lange Improvisation die Stunde bestimmte, sondern mehrere, musikalisch differenziertere, kürzere Improvisationen.

Eine weitere Reaktion des Patienten auf meine Versuche, die jeweilige Improvisation zu beenden, besteht darin, entweder gar nicht zu reagieren, oder aber decrescendi und ähnliches zu vollziehen, dabei jedoch immer weiterzuspielen. Schließlich gehe ich dazu über, mein Spiel zunächst zu beenden und dann irgendwann wieder einzusteigen. Herr M. ist am Anfang etwas verunsichert, spielt schließlich aber allein weiter und wird von Ton zu Ton sicherer. Anschließend nach dem Alleinspielen befragt, äußert er: "Das war schön, da hatte ich mal ein Solo". Das "Duo-Solo-Duo-Solo...-Spiel" erweist sich als gelungene musikalische Formenbildung, innerhalb derer Herr M. verstärkt Eigenes entwickeln und erproben kann. Dabei greift er häufig auf Bekanntes zurück, indem er z. B. kurzzeitig Kinderlieder oder kinderliedartige Passagen spielt bzw. Motive aufgreift, die im "Duo-Teil" bereits auftauchten. Dieses Vorgehen verleiht der gesamten Improvisation Zusammenhalt und erschöpft sich nicht mehr im bloßen Imitieren. Umbildungsmöglichkeiten können so erprobt werden.

Ähnliche Entwicklungen zeigten sich auch außerhalb der Musiktherapie. So z. B., als der Patient gegen Ende dieser Therapiephase seinen Urlaub nutzt, um zum Skilaufen in die Alpen zu fahren. Herr M. erzählt, daß er als Kind das Skilaufen erlernt habe, es seitdem aber nicht mehr probiert hat. Das frühere Können aufgreifend und somit die unterbrochene Entwicklung fortführend belegt er nun einen Skikurs und erzählt nach dem Urlaub stolz, daß er "sogar mittelschwere Pisten geschafft" hat!

<u>Eine Form kristallisiert sich heraus (19.-23. Stunde)</u>

Während des folgenden Therapieabschnittes gelingt es Herrn M., eine musikalische Form zu entwickeln, die einerseits offen genug ist, um der Entwicklung und dem Ausdruck von ´Eigenem´ zu dienen und die andererseits genügend Halt und Umgrenzung gewährt, um der damit verbundenen Gefahr der ´Auflösung´ entgegenzuwirken. Die Form des Miteinanderseins von Patient und Therapeutin ist noch immer durch intensiven Kontakt während der Improvisationen und wenig verbalen Austausch gekennzeichnet. Herr M. äußert nun öfter von sich aus Einfälle und Ideen, dies aber nach wie vor in äußerst kurzer und verknappter Form. Etwas längere Gespräche sowie noch so kurze Pausen ängstigen und irritieren ihn nach wie vor. Allerdings kann der Patient nun selber das für ihn erträgliche Maß an Reden und Schweigen regulieren, indem er jeweils sagt, ob und wann er spielen möchte. Inzwischen hat Herr M. alle Instrumente "durchprobiert" und wählt nun Instrumente, die er bereits während früherer Improvisationen gespielt hat.

In der 19. Stunde entscheidet er sich für die Baßstäbe. Wieder versteht er es zunächst, die Improvisation durch rhythmisch abwechslungsreiches Spiel trotz der nur zur Verfügung stehenden drei Töne lebendig und interessant zu gestalten. Nach einer Weile erschöpft sich das Spiel jedoch, es beginnt zu kreisen und eintönig zu werden, ohne daß der Patient die Improvisation von sich aus beenden kann. Schließlich gestalte ich den Schluß, Herr M. reagiert sofort. Dann meint er, daß man mit den drei Stäben eigentlich nicht soviel machen könne, das Spiel klinge nach einer Weile immer so gleichförmig (!).

Auf meine Frage, ob er eine Idee habe, wie das zu ändern sei, denkt Herr M. angestrengt nach, schüttelt dann aber den Kopf und zuckt ratlos die Schultern. Mir fällt ein, daß der Patient in der Improvisation der 9. Stunde neben der Schellentrommel kurzzeitig die Pauke gespielt hatte, es danach aber nie wieder vorkam, daß er innerhalb einer Stunde mehrere Instrumente benutzte. Diesen Einfall und die sich daran anknüpfende Idee, daß er ja noch ein oder zwei "passende" Instrumente dazu wählen könne, teile ich Herrn M. mit. Er ist begeistert und geht von einem Instrument zum anderen, überlegt intensiv und wählt sehr sorgfältig aus. Schließlich entscheidet er sich, zusätzlich zu den Baßstäben noch die Pauke, das Becken und den Schellenkranz zu spielen. Aus diesen Instrumenten bildet er einen zum Klavier hin offenen Kreis und setzt sich selber im Schneidersitz in die Mitte.

Das Spiel ist kindlich-lebhaft, schillernd und abwechslungsreich. In "fliegendem Wechsel" benutzt Herr M. alle Instrumente durcheinander, es geht hin und her, zeitweilig spielt er zwei Instrumente zugleich. Obwohl Entwicklungsansätze hörbar werden, die einen sich anbahnenden Strukturierungsprozeß insofern vermuten lassen, als daß sich hier einzelne Teile herauskristallisieren, wirkt die Musik überwiegend diffus, ungetrennt und "grenzenlos". Hier zeigt sich noch einmal die ´Macht´ des Gestaltfaktors der Ausbreitung. Die Hinzunahme weiterer Instrumente scheint jedoch i. S. eines Zuwachses an Ausrüstung die Ausdrucksbildung zu intensivieren und das Ausbreitungsverlangen zu "binden" - bereits nach 11 Minuten beenden wir die Improvisation. Hinterher "strahlt" Herr M. über das ganze Gesicht und erzählt, wie schön es gewesen sei, auf so vielen Instrumenten zu spielen. Das erste Mal erwähnt der Patient während des Spielens assoziierte Bilder. Er hat an einen Zirkus gedacht. Auch ich hatte mir während des Spielens einen Zirkus vorgestellt. Gegenseitig beschreiben wir uns nun unsere "Zirkusbilder".

Während der folgenden vier Stunden kristallisiert sich, quasi als "Synthese" der bisher erarbeiteten musikalischen Formenbildungen, eine musikalische Gestalt heraus, der Herr M. in der 23. Stunde den Namen 'Potpourri' gibt. Die gegen Ende des vorigen Therapieabschnittes sich aus dem "Spiel mit Unterbrechungen" entwickelte Art und Weise, mehrere kürzere Improvisationen auf einem Instrument zu spielen, verbindet sich mit der nun von dem Patienten immer wieder aufgegriffenen Idee, mehrere Instrumente zu verwenden. Die so entstehenden Improvisationen werden meist ohne größere Unterbrechung aneinandergereiht.

In den vorigen Stunden erarbeitete musikalische Formenbildungen, wie etwa das "Duo-Solo-Spiel", finden innerhalb dieser Potpourris ebenso ihren Platz wie sich neu entwickelnde Arten des Improvisierens. So kristallisiert sich beispielsweise eine "Spielart" heraus, die Herr M. als "modern Spielen" bezeichnet. Diese Art des Improvisierens entwickelte sich ausgehend von einem musikalischen Spiel, bei dem Patient und Therapeutin vorgeschriebenermaßen unterschiedliches Tonmaterial benutzten und erweist sich als günstiges und von Patient und Therapeutin gleichermaßen zu ergreifendes "Mittel", um Tendenzen des Eins-Werdens in der Musik regulierend gegenüberzustehen. Dieses "Modern-Spielen" wird schließlich Bestandteil fast jeder Improvisation: Patient und Therapeutin verwenden für eine bestimmte Zeit chromatische Töne und Dissonanzen, spielen atonal, um von dort aus wieder in tonales Spiel überzugehen. Herr M. erzählt in diesem Zusammenhang, daß er besonders gerne Musik von Strawinsky höre. Der Patient genießt diese Art des Improvisierens und ist dabei experimentierfreudig und verspielt - allerdings nur, wenn sie in "harmonisches" Spiel eingebettet ist.

In der 23. Stunde äußert Herr M. nach dem Spielen, daß das ja "ein interessantes Potpourri" gewesen sei und ich füge hinzu: "Ja, wie eine Filmmusik bzw. die Musik zu einer Geschichte oder einem Märchen", worauf Herr M. lebhaft nickt. Meine sich anschließende Frage, ob er gerne Märchen lese, bejaht der Patient. Da die Stunde um ist, schlage ich Herrn M. nur noch vor, daß er, falls er ein Lieblingsmärchen habe, dieses in der nächsten Stunde mitbringen könne, was er dann auch tatsächlich tut.

Der Wunsch nach 'Verwandlung' und die Suche nach Eigenem (24.-27. Stunde)

Der dritte Therapieabschnitt beinhaltet die musikalische Bearbeitung des Märchens "Das häßliche junge Entlein". Die Gestalt des Märchens erweist sich in diesem Fall als Formenbildung, die die Integration verbalen Ausdrucks auf symbolischer Ebene ermöglicht und dazu verhilft, anders nicht

Sagbares auszusprechen. Darüber hinaus verweist die Wahl gerade dieses Märchens mit seiner Geschichte von Loslösung und Verwandlung noch einmal auf das Bedürfnis des Seelischen des Patienten nach Umgestaltung und Umstrukturierung und damit auf den Gestaltfaktor der Umbildung.

In der 24. Stunde erscheint Herr M. mit einem Märchenbuch in der Hand und erzählt, daß er das Märchen "Das häßliche junge Entlein" von Hans-Christian Andersen ausgewählt habe. Er begründet seine Wahl damit, daß er dieses Märchen erst seit einigen Jahren kennt und es sehr mag. Zunächst bitte ich Herrn M., für jede Märchenfigur ein Instrument auszuwählen und diese dann im Raum zu verteilen. Der Patient überlegt sehr genau, welches Instrument zu welchem Tier bzw. welcher Person paßt und wählt sehr differenziert und gründlich aus. So ordnet er beispielsweise der Entenmutter die Pauke zu und stellt sie mitten in den Raum. "Weil die immer alles so im Griff hat und immer so streng zu ihren Kindern ist und die stupst und überhaupt...." Herr M. breitet die Arme aus und sieht ziemlich wütend aus. Bei dieser Geste muß ich an die als "überbehütend und einengend" beschriebene Mutter des Patienten denken. Als ich nicke, läßt Herr M. die Arme sinken, er sieht jetzt nachdenklich aus.

Wir schweigen eine Weile und schließlich sagt er: "Aber die ist ja auch lieb zu dem häßlichen Entlein. Immerhin brütet sie das Ei aus, obwohl es viel größer ist als die anderen. Und später nimmt sie es in Schutz und sagt, daß das häßliche Entlein dafür gut schwimmen kann". Dabei sieht er mich aufmerksam-fragend an. Als ich wiederum nicke, geht er entschlossen zu dem Baßstab und den drei tiefen Klangstäben, plaziert alle vier neben der Pauke und sagt zufrieden "so für das Warme, Mütterliche". Für das häßliche junge Entlein wählt Herr M. das Guiro und legt es in die hinterste Ecke des Raumes. "Mit dem Ratschen kann man, glaube ich, das Gequälte gut ausdrücken" sagt er dazu leise. Nachdem der Patient allen übrigen Figuren ihre Instrumente zugeteilt hat, schlage ich ihm vor, daß er die Erzählerrolle übernehmen und die weiteren Rollen zwischen uns aufteilen solle. Herr M. ist einverstanden. "Ich bin ...." beginnt er und blickt dann zu dem Guiro (dem Instrument des häßlichen jungen Entleins) - er zögert, blickt dann zu der Pauke, lächelt und führt den Satz zu Ende "...die Entenmutter". Mir teilt er die Rolle des "häßlichen jungen Entleins" und die der "arroganten Entendame" zu, er selber übernimmt noch den übriggebliebenen Part der "Entengeschwister".

Dann beginnt Herr M. zu erzählen. Dabei spielt er das Xylophon, ich spiele Klavier. Der Patient erzählt das Märchen sehr detailliert, ausführlich und spannend. Er hat eine bildhafte Sprache und ist sehr engagiert. Das Buch verwendet er dafür nicht, er hat sich den Märchenstoff genau gemerkt. An einigen Stellen unterbricht Herr M. seine Erzählung und wir improvisieren zu der gerade beschriebenen Situation oder Szene. Wenn eine der Hauptfiguren beschrieben wird oder selber handelt, geht derjenige von uns, der diese "Rolle" spielt, zu dem jeweiligen Instrument. Besonders ausführlich schildert Herr M. die Szenen, in denen das Entlein beschimpft wird - hart, böse und verletzend sind die Worte, die er wählt. Unsere Musik wird an diesen Stellen laut und aggressiv. Ebenso ausführlich und sehr einfühlsam schildert Herr M., wie sehr das Entlein leidet, daß es sich verletzt zurückzieht (!). Die Musik wird ruhig, klingt nun traurig, ist kaum zu hören. In dieser Stunde kommen wir etwa bis zur Hälfte des Märchens und setzen unsere Arbeit in der folgenden Stunde fort.

Als das Märchen dann beendet ist, entsteht eine ähnliche Situation wie am Beginn der Therapie nach den Improvisationen, wenn der Patient zwar aufhörte, aber eigentlich noch nicht "fertig" war. Herr M. hat die Xylophonschlegel noch in der Hand und er wirkt, als hätte ihn jemand gezwungen, mitten im Satz inne zu halten. Trotzdem setzt er sich nach einer Weile auf einen Stuhl und meint, daß ihn am meisten "das mit der Verwandlung" beeindruckt habe. Unser nachfolgendes Gespräch dreht sich um die Frage, ob das tatsächlich eine Verwandlung war. "Eigentlich konnte das Entlein schon immer gut fliegen", meint Herr M., ".....und schwimmen wie ein Schwan". "Es hat nur keiner gewußt, daß es ein Schwan ist", füge ich hinzu. Der Patient nickt nachdenklich: "Ja, und das Entlein selber hat das auch nicht gewußt". Daß dies ja auch schwer zu erkennen sei für so einen kleinen Schwan, wenn alle ihm sagen, er sei ein häßliches junges Entlein, betone ich. Herr M. nickt und schweigt.

Nach einer Weile sagt er: "Mit der Verwandlung, das hat mich beeindruckt". Und nachdem er wieder eine Weile geschwiegen hat: "So das Eigene zu finden...." Als er das gesagt hat, wird der Patient unruhig und blickt zu den Instrumenten. Mir fällt der "offene Schluß" des Märchens ein und mein Eindruck, Herr M. wolle noch weitererzählen. Jetzt wirkt er ängstlich, wippt mit dem Fuß und fixiert das Metallophon. Um dem Patienten ein Weitererzählen auf der symbolischen Ebene, deren Schutz er offenbar noch bedarf, zu ermöglichen, sage ich - eher vor mich hin, es ist ein Angebot, keine Aufforderung -: "Wie das Märchen wohl weitergegangen wäre.....?!"

Daß diese Idee neben der Möglichkeit der Rückführung des Gesprächs auf die symbolische Ebene auch die Tendenz zur Auflösung der ursprünglichen

(Märchen-)Form beinhaltet, wurde mir erst später klar. Allerdings beweist der Patient mit seiner Reaktion, daß er durchaus ein ´Wissen´ um gelungene und ´ganze´ Gestaltbildungen verinnerlicht hat. Als hätte Herr M. den Faden innerlich ohnehin weitergesponnen, beginnt er sofort zu erzählen, unterbricht sich nochmal - "Ich nehm´ aber jetzt als Erzähler das Metallophon" - und erzählt dann flüssig weiter. Der Wechsel des Instrumentes verdeutlicht, daß das "eigentliche" Märchen für den Patienten beendet ist und er durchaus "weiß", daß nun etwas "anderes" kommt.

In der weiterführenden Geschichte läßt Herr M. den nun "prächtigen jungen Schwan" auf eine "Schwänin" treffen, die "von weither kommt" - niemand weiß, woher sie kommt oder kennt ihre Geschichte. Die folgende Szene verstehe ich **auch** als Hinweis an mich: Der Schwan fragt die Schwänin nach ihrer Vergangenheit, woraufhin sie ihn bittet, "nicht in sie zu dringen". Der Schwan versteht und akzeptiert das sofort........ Das Schwanenpaar bekommt schließlich Junge, um die es sich rührend kümmert. Oft erzählt der Schwan seinen Kindern und seiner Frau seine Geschichte. Während am Ende der "eigentlichen" Märchenfassung der Schwan "... außerordentlich erfreut [war] über alle die Not und Drangsal ...." (Andersen 1990, S. 223) erzählt nun der Schwanenvater immer wieder, wie schrecklich das alles war und wie froh er sei, daß seine Kinder **so etwas** nicht erdulden müssen. An dem emotionalen Engagement des Patienten und an meiner Betroffenheit in dieser Situation wird noch einmal deutlich, wie sehr Herrn M. diese "Geschichte" am Herzen liegt. Als der Patient geendet hat, legt er die Schlegel weg und sieht mich lächelnd an. Herr M. sieht jetzt zufrieden und gelöst aus - er hat **sein** Ende gefunden.

Die beiden folgenden Stunden dienen der weiteren Erarbeitung des Märchens. Innerhalb der haltgebenden Form der Märchengeschichte kann der Patient spielerisch (Ver-)Wandlungen erproben, einzelne Szenen werden detailliert herausgearbeitet, andere geraten in den Hintergrund. Schließlich wagt es Herr M., selbst die Rolle des häßlichen jungen Entleins zu übernehmen.

In der 27. Stunde erzählt er ausführlich die Szene, in der das häßliche junge Entlein (das nun von ihm verkörpert wird) gemeinsam mit zwei anderen Enten "zur anderen Seite des Flusses fliegen will, um dort eine Entenfrau kennenzulernen". Dieser Versuch wird durch Jäger vereitelt, die "alle Enten abknallen". Der sehr ausführlichen Erzählung dieser Szene folgt eine längere musikalische Improvisation, während derer Herr M. kraftvoll und aggressiv regelrecht auf die Pauke einschlägt. Ich bin von diesem "Ausbruch" zunächst überrascht, habe dann nur noch das Bedürfnis, den Patienten zu "halten".

Nachdem wir einen gemeinsamen Schluß gefunden haben, meint Herr M.: "Das war gut" und erzählt flüssig weiter. Der aktuelle Gehalt und damit zumindest ein Teil der dieser Szene innewohnenden Dynamik verdeutlicht sich in der folgenden Stunde.

Erweiterung und Differenzierung der Form (28.-33. Stunde)

In den folgenden Stunden greift Herr M. die Idee des Potpourri-Spiels wieder auf und knüpft damit an den Therapieabschnitt vor der Erarbeitung des Märchens an. Hier zeigen sich ebenso wie an der Auswahl und während der musikalischen Erarbeitung des Märchens die Suche nach Weiter-Wirkendem und ein Streben nach "Geschichtlichkeit". Wie diese verweist auch die Entschiedenheit, mit der Herr M. die musikalische Formenbildung des Potpourris wieder aufgreift, auf den Gestaltfaktor der Einwirkung, der sich aus dem "Verklebtsein" mit der Aneignung zu lösen beginnt, um der ihm eigenen Gestaltlogik zu folgen. Die nun fortgeführte Arbeit am musikalischen Material führt zu einer weiteren Differenzierung der Form und ermöglicht das Erproben und Umsetzen verschiedener Ideen und Handlungsentwürfe. Der erweiterte Handlungsspielraum und das Austesten neuen und anderen Umgehens mit "der Welt" werden auch in der Handhabung der therapeutischen Situation durch den Patienten spürbar.

Eine wichtige Rolle spielt innerhalb dieses Therapieabschnitts das gemeinsame Stimmen der Instrumente. Herr M. bemerkt sofort, wenn die Instrumente nicht genau (aufeinander ab-)gestimmt sind und merkt dies jeweils sofort nach dem Spielen kritisch an. Beim nachfolgenden Stimmen gebe ich lediglich die entsprechenden Töne auf dem Klavier an. Das eigentliche Stimmen übernimmt Herr M. Wenn sich in der darauffolgenden Improvisation zeigt, daß die Instrumente nun harmonieren, ist der Patient zufrieden. Auch die Frage, ob die jeweils von uns gewählten Instrumente "zusammenpassen", wird immer öfter von Herrn M. aufgeworfen und mit den Hinweisen auf "Nicht-zusammen-Passendes" ein auch das Märchen durchziehendes Thema weitergeführt. Entwicklungsansätze und der Drang nach Entfaltung und Veränderung zeigen sich darüber hinaus in den Erzählungen des Patienten über geplante Freizeitaktivitäten.

Zu Beginn der 28. Stunde meint Herr M. entschieden, daß wir mit dem Märchen nun "fertig" seien und er "einfach nur spielen" wolle. Die musikalische Form des Potpourris aufgreifend wählt er nacheinander verschiedene Instrumente. Obwohl die Improvisation in vier Teile unterschiedlichen Charakters unterteilt ist, wird etwas wie "Traurigkeit" hörbar bzw. spürbar und durchzieht als Grundstimmung wie ein roter Faden die gesamte Improvisation. Wir spielen etwa 30 Minuten. Hinterher "strahlt" Herr M. und sagt: "Das hat Spaß gemacht, richtig schön". Als ich dem Patienten mitteile, daß ich während des Spielens Traurigkeit verspürte, ändert sich sein Gesichtsausdruck schlagartig. Plötzlich sieht Herr M. verzweifelt und müde aus und sagt leise: "Ich bin gestern geschieden worden". Und als habe er damit schon zuviel von sich gegeben und als wolle er (m)eine (verbale) Antwort unbedingt verhindern, blickt er auf die Uhr und sagt: "Wir haben noch fünf Minuten Zeit, da können wir ja noch was spielen".

Als ich nach einem Titel für die Improvisation frage, nennt er "Trennung". Es ist das erste Mal, daß Herr M. selber einen direkten Bezug herstellt zwischen verbalem und musikalischem Ausdruck. Was hier geschehen ist und dem Patienten ein neues und anderes Umgehen mit der therapeutischen Situation ermöglichte, kann im Sinne Benedettis als "therapeutische Mitteilung der eigenen affektiven Reaktion" (Benedetti 1992, S. 66) verstanden werden. Es scheint sich um die von Benedetti beschriebene besondere Form der Gegenübertragung zu handeln, "die nicht aus der Vergangenheit, sondern aus der Gegenwart stammt" (Benedetti 1992, S. 66) und die Übertragung "der Beziehung aus der Gegenwart auf die Erfahrung der Vergangenheit" (ebd.) ermöglicht. Den Gedanken Mentzos´ folgend kann die gleiche Situation als "Benennung des momentan Unerträglichen" aufgefaßt werden, wobei im weiteren Stundenverlauf neben der Sprache die Musik "als etwas Drittes zwischen Therapeut und Patient sowohl eine Abgrenzung der beiden als auch eine Verbindung durch den gemeinsamen Bezugsrahmen ermöglicht" (Mentzos 1993, S. 53).

Diesen Interpretationen der geschilderten Szene könnten aus verschiedenen Blickwinkeln sicher noch andere zugefügt werden. Wichtiger ist jedoch, daß sich der Handlungsspielraum des Patienten infolge dieser Interaktion erweiterte, er eine neue und andere Umgehensweise mit der (musik)therapeutischen Situation erproben und schließlich seine Gefühle selber benennen konnte: Nach der Improvisation, Herr M. hat die Congas gewählt, meint er: "Ich wußte gar nicht, daß man da so laut drauf spielen kann" und fragt dann: "Da kann man doch so laut drauf spielen, die geht doch nicht kaputt?" Als ich nicke, fügt er hinzu: "Ein Glück, daß ich in der Musik meine Gefühle rauslassen kann, so die **Wut** und die **Trauer**". Im gleichen Atemzug erhebt und verabschiedet er sich - unsere Stunde ist um.

In der kommenden Sitzung äußert Herr M. noch einmal, daß er besonders gerne Potpourris spiele. Auf meine Frage, was er daran besonders möge, antwortet er: "Daß man da so verschiedene Stimmungen ausdrücken kann". Der folgenden Improvisation gibt er den Titel: **"Leben - das bunte Leben"** und verweist damit noch einmal auf den Gestaltfaktor der Ausbreitung mit seinem "Streben nach ´Mehr´ an Leben" (Tüpker 1988, S. 50). Die musikalische Formenbildung hat sich inzwischen insofern differenziert, als daß nun das Potpourri aus deutlich voneinander zu unterscheidenden Teilen besteht, die durch den Wechsel des jeweiligen Instrumentes und unterschiedliche Ausdruckscharaktere gekennzeichnet sind. Im Vergleich zur Improvisation der 19. Stunde wird hörbar, daß hier eine Strukturentwicklung im Sinne von Differenzierung, größerer "Klarheit" und "Eindeutigkeit" des Ausdrucks sowie der Formenbildung vollzogen und tatsächlich eine musikalische Form gefunden wurde, die als Potpourri bezeichnet werden kann.

Rufen wir uns noch einmal den Eindruck der Beschreibenden nach dem Hören der Improvisation der fünften sowie der neunten Stunde ins Gedächtnis, den Eindruck, es bei dem Spieler mit zwei unterschiedlichen Menschen zu tun zu haben, so wird deutlich, wie sehr das "Potpourri-Spielen" dem Ausdrucksverlangen des Patienten entgegenkommt und welch gelungene (Zwischen-) Lösung diese Art des Sich-Ausdrückens darstellt, indem es so möglich wird, das "Unorganische" eben doch zusammenzufassen, es zu einer noch aus "Bruchstücken" bestehenden Ganzheit zu bringen.

Herr M. hat sich eine "musikalische Ausrüstung" erarbeitet, die es ermöglicht, das vorab Diffuse und Ungeformte in eine Gestalt zu bringen. Die sich aus dem Nebel der Ungeschiedenheit herauskristallisierenden Teile, Bruchstücke und Splitter können noch nicht zusammengefügt werden - es gibt in der Musik noch keine Übergänge, die einzelnen "Stücke" gehen nicht auseinander hervor, der Instrumentenwechsel dient der noch not-wendigen Aufrechterhaltung der Trennung, die Bewegungsmöglichkeit gewährleistet. Im Sinne eigenständiger Strukturbildung hat der Patient, einem inneren Bedürfnis und der Notwendigkeit der seelischen Gestaltbildung folgend jedoch eine musikalische Form gefunden, die den Balanceakt ermöglicht, die einzelnen Fragmente durch Getrennthalten überhaupt am Leben zu erhalten.

Während der nächsten Stunden erarbeiten wir verschiedene Arten des Potpourri-Spiels, verbinden es mit anderen musikalischen Formen, treffen Vereinbarungen über die Wahl der Instrumente und stimmen diese häufig. Diese Arbeit an der Musik erinnert an die von Benedetti erwähnte "Möglichkeit eines sachlichen Verhältnisses" (Benedetti 1980, S. 190), innerhalb dessen sich Nähe entwickeln und von dem Patienten ausgehalten werden kann und das gleichzeitig vor zu großer Nähe und Betroffenheit schützt.

Auf der Suche nach Variationsmöglichkeiten beschließt Herr M. in der 31. Stunde, das Klavier zu spielen. Wie über seinen eigenen Vorschlag erschrocken, zögert er zunächst, betont, daß er das ja gar nicht könne usw., probiert es dann doch und wird von Ton zu Ton sicherer. Neben dem musikalischen Einfallsreichtum und der großen Geschicklichkeit des Patienten fällt besonders der eindeutige und gelungene Schluß der Improvisation auf. Herr M. selber weist sofort nach dem Spielen darauf hin. Er scheint "stolz" darauf zu sein und deutlich zu spüren, daß ihm hier etwas Wichtiges (Gestaltschließung) gelungen ist. Anschließend "analysiert" er sein Spiel - "ich hab´ meistens Terzen gespielt, stimmt´s ?" und ähnliches.

In der nächsten Woche "vergißt" Herr M. die Musiktherapie . . .

Am Beginn der 32. Stunde knüpft er direkt an die letzte Sitzung an: "Wir hatten doch letztes Mal so ein Rondo gespielt....." Daraufhin probieren wir eine weitere Variante des Potpourri-Spiels. Der letzte Teil der Improvisation war äußerst wuchtig und aggressiv. Ich denke an vorbeiziehende Armeen, Herr M. hat an Kirchenglocken gedacht.

Der Patient wirkt in dieser Stunde innerlich angespannt und nervös. Ich spreche ihn schließlich direkt darauf an und frage, ob er selber eine Idee habe, was ihm jetzt helfen könne. "Was Lautes spielen" entgegnet Herr M. Nach der folgenden Improvisation kündigt er für zwei Wochen später seinen Urlaub an und erzählt, daß er zum Wandern in die Alpen fahren wird. Auch außerhalb des Urlaubs möchte er Sport treiben, kann sich aber noch nicht für eine bestimmte Sportart entscheiden. Er überlegt, zieht verschiedene Möglichkeiten in Erwägung, fragt nach meiner Meinung, überlegt weiter und verweilt schließlich bei Badminton. Der Gedanke, in Zukunft regelmäßig Badminton zu spielen, scheint Herrn M. zu gefallen. Er ist jetzt ruhiger geworden und wir verabschieden uns in gelöster Atmosphäre.

In der folgenden Stunde entwickelt Herr M. ein musikalisches Spiel, in dem es, wiederum eingebettet in die Form des Potpourris, um "Führen und Geführtwerden" geht. In dem Teil, in dem Herr M. musikalisch die Führung übernehmen wollte, "kippt" die Situation nach kurzer Zeit. Nachdem der Patient tatsächlich für eine Weile geführt hat, wird er immer leiser und beginnt, mein Spiel zu imitieren. Ein "Spiegel-Spiel" entsteht, das wir relativ schnell beenden.

Daran anknüpfend meint Herr M.: "Das passiert mir oft wie im Spiel, daß ich erst führe, mir das dann aber entgleitet". Das folgende Gespräch dreht sich um entsprechende Situationen und Reaktionen des Patienten. "Ich zieh´ mich dann zurück, das ist wie ein Sog (.....). Ich komm´ da so schlecht wieder raus.... "

Die nachfolgende Improvisation hat einen völlig anderen Charakter als das vorhergehende Spiel. Die Musik ist jetzt zart-schwebend, vermittelt ein Gefühl von Grenzenlosigkeit und Weite und scheint eher an ´frühe´ Erlebensformen anzuknüpfen. Herr M. sieht jetzt zufrieden und gelöst aus. Er blickt auf seine Uhr, und da die Stunde um ist, erhebt er sich und wir verabschieden uns.

Zusammenfassung und Ausblick

Die Beschreibung des bisherigen Therapieverlaufs bezog sich vor allem auf die Entwicklung musikalischer Formenbildungen und rückte damit die Erweiterung und Stabilisierung des Gestaltfaktors der Ausrüstung in den Mittelpunkt der Betrachtungen. Die unterschiedlichen Formenbildungen, die die musikalische Gestalt des Potpourris beinhaltet, ermöglichen ein jeweils unterschiedliches Zusammenwirken der Gestaltfaktoren und eröffnen damit Möglichkeiten für ihre weitere Entwicklung und gegenseitige Förderung und Ergänzung.

Noch stehen die einzelnen Teile des Potpourris unverbunden nebeneinander, sie gehen nicht auseinander hervor und weisen kaum Kontinuität und Zusammenhang auf. Und doch stellt die Form des Potpourris eine gelungene Zwischenlösung dar auf dem Weg des Zusammenfügens der "Einzelteile" und kann als Ausgangspunkt für die Entwicklung durchgängiger Formprinzipien dienen.

So gesehen entspricht hier die musiktherapeutische Behandlung einem Einübungsprozeß des Patienten auf dem Weg zu einem Selbstverständnis als eine Person, die durch alle Veränderungen hindurch dieselbe bleibt.

Das Potpourri-Spielen kann innerhalb dieses Prozesses die Funktion eines "Übergangssubjektes" im Sinne Benedettis übernehmen und das "Wiederzusammenfinden der Fragmente" (Benedetti 1979, S. 59) fördern. Die sich in der dualen therapeutischen Situation herauskristallisierende Form des Potpourris ist geradezu ein Sinnbild aneinandergereihter Einzelteile. Der Umgang des Patienten mit dieser musikalischen Formenbildung, sein Wunsch, diese Art des Spielens immer wieder aufzugreifen und weiterzuentwickeln und nicht zuletzt seine Vorliebe dafür lassen vermuten, daß er den Symbolcharakter dieses Phänomens und letztendlich die Chancen, die aus dem Umgang mit diesem erwachsen, bewußt oder unbewußt "erkannt" hat.

Wie lange Herr M. bei dieser Art des Spielens verweilen, wie lange die Phase der "Stärkung" und Stabilisierung andauern wird, um darauf aufbauend weitere Schritte in Richtung Synthese und Ganzwerden wagen zu können, vermag nur der Patient selbst zu bestimmen. Auch der weitere Behandlungsverlauf wird sich an den Notwendigkeiten und Möglichkeiten der seelischen Formenbildung des Patienten orientieren und hinzugewonnenes Können ebenso einzubeziehen haben wie erst innerhalb der therapeutischen Beziehung sich zeigende Probleme und Besonderheiten.

Literatur

Andersen, H.Chr. (1990): Die schönsten Märchen. Müller, Erlangen

Benedetti, G. (1979): Die Bedeutung und Entwicklung der psychodynamischen Theorie in der Psychiatrie der letzten drei Jahrzehnte. In: Theorie und Praxis der Psychoanalyse. Hrsg.: H. Fischle-Carl. Bonslag, Fellbach

Benedetti, G. (1980): Klinische Psychotherapie. Huber, Stuttgart

Benedetti, G. (1983): Todeslandschaften der Seele. Vandenhoeck & Ruprecht, Göttingen

Benedetti, G. (1992): Psychotherapie als existentielle Herausforderung. Vandenhoeck & Ruprecht, Göttingen

Mentzos, St. (1967): Mischzustände und mischbildhafte phasische Psychosen. Enke, Stuttgart

Mentzos, St. (1986): Vom Aufgeben der Sehnsucht. In: Forum der Psychoanalyse. Springer, Berlin-Heidelberg-New-York

Mentzos, St. (1988): Interpersonale und institutionalisierte Abwehr. Suhrkamp, Frankfurt/Main

Mentzos, St. (1992): Psychose und Konflikt. Vandenhoeck & Ruprecht, Göttingen

Mentzos, St. (1993): Psychodynamische Modelle in der Psychiatrie. Vandenhoeck & Ruprecht, Göttingen, 3. Aufl.

Salber, W. (1969): Wirkungseinheiten. Henn, Wuppertal

Salber, W., G. Rascher (1986): Märchen im Alltag. In: Zwischenschritte (Sonderband), Hrsg.: Arbeitskreis für morphologische Psychologie. Köln

Tüpker, R. (1988): Ich singe, was ich nicht sagen kann. Zu einer morphologischen Grundlegung der Musiktherapie. Bosse, Regensburg

Tüpker, R. (1990a): Beschreibung und Rekonstruktion. Methodik der Auswertung musiktherapeutischer Improvisationen (unveröffentlichtes Manuskript)

Tüpker, R. (1990b): Wissenschaftlichkeit in kunsttherapeutischer Forschung. In: Musiktherapeutische Umschau, Band 11

Tüpker, R. (1991): Musiktherapeutische Behandlung. In: Materialien zur Morphologie der Musiktherapie, Heft 4.

Tüpker, R. (1992a): Leitfaden zur Protokollierung musiktherapeutischer Behandlungen. In: Einblicke, Heft 4

Tüpker, R. (1992b): Zur Bedeutung künstlerischer Formenbildung in der Musiktherapie. In: Spiele der Seele, Hrsg.: H.-H. Decker-Voigt. Trialog, Bremen

Tüpker, R. (1993): Der Behandlungsauftrag der Musiktherapie. In: Wirklichkeit als Ereignis. Bouvier, Bonn

"Sein oder Nicht-Sein" 101

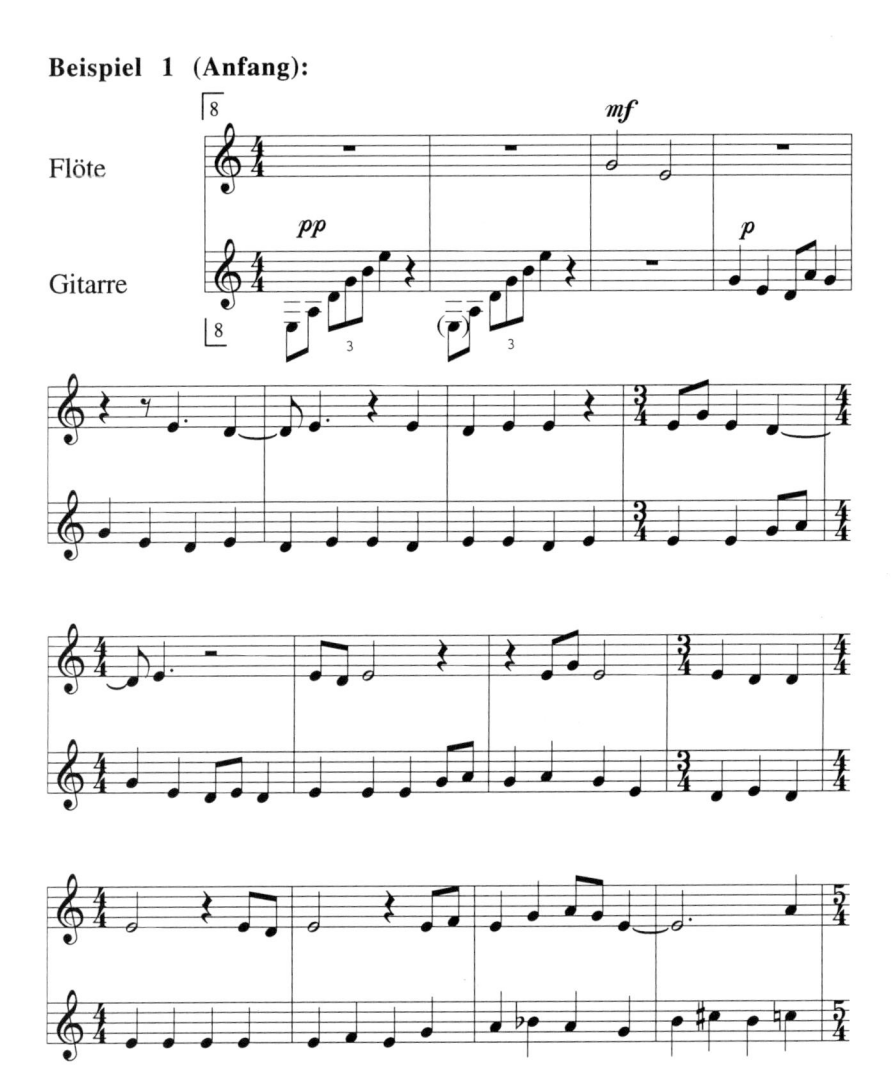

Beispiel 1 (Anfang):

Flöte

Gitarre

Kunkel

Beispiel 2 (Mitte):

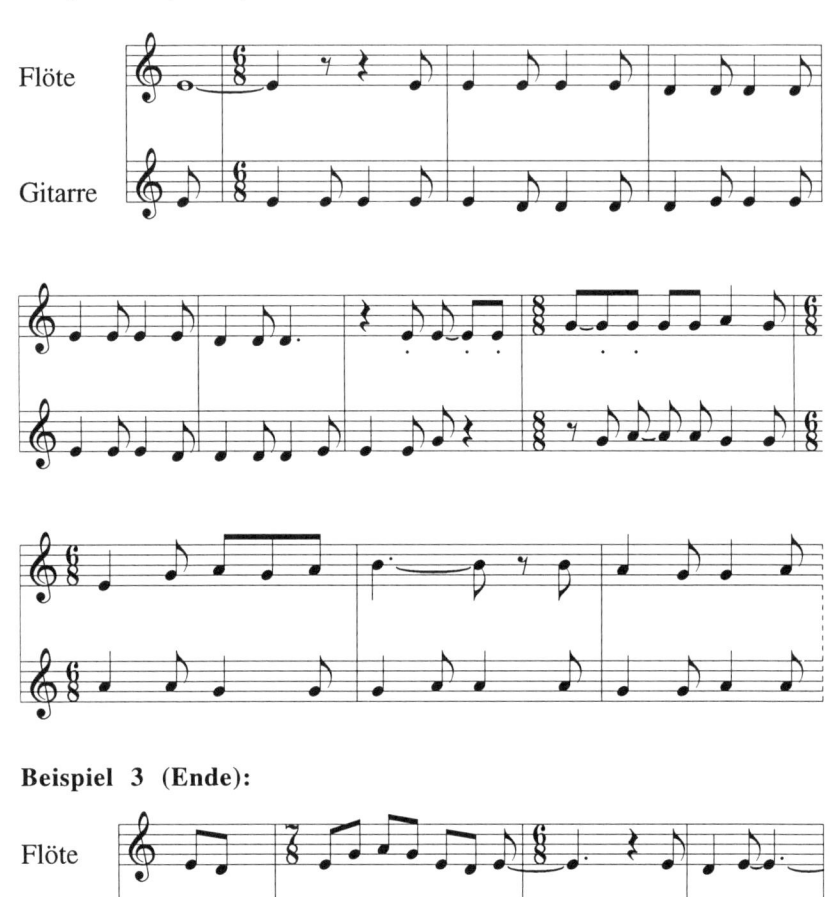

Flöte

Gitarre

Beispiel 3 (Ende):

Flöte

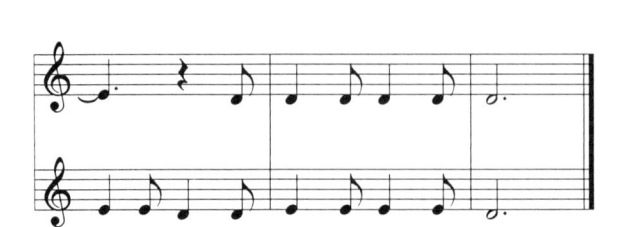

Gitarre

Psychoanalytische Behandlung und Morphologie

Behandlung durch Worte: Konzepte führen die Unterhaltung

Dirk Blothner

Menschen sprechen miteinander. Wir sind gewohnt, diesen Vorgang als einen Austausch von 'Informationen', als ein Mitteilen von 'Inhalten' zu verstehen. Doch das ist ein unvollständiges Bild. Wenn Menschen miteinander sprechen, suchen sie immer auch etwas zu bewirken. Sie wollen Anstöße geben, überzeugen. Sie suchen mit ihrer Rede Einfluß zu gewinnen. Reden ist verführen, einspinnen, trennen und vernichten. Sprechen ist immer auch handeln. Es greift ein in den Lebensraum anderer Menschen. Wenn Menschen mit anderen sprechen, verfolgen sie damit Absichten - ob bewußt oder unbewußt.

Die psychologische Behandlung ist eine Form der Unterhaltung, die ihre Absichten explizit darstellt und diskutiert. Wissenschaftliche Psychotherapie beginnt dort, wo sich das Sprechen den Forderungen einer Methode unterstellt, wo es sich ausdrücklich im Austauch mit einem Konzept von Störung und Entwicklung bewegt. Der seelische Betrieb ist schon vor den Worten wirksam. Worte modellieren die Verhältnisse der seelischen Wirklichkeit, sie formen sie aus und nutzen sie aus. Je nachdem welches Bild die Psychologie vom Seelischen hat, wird die Wirkung der Worte verstanden.

Ich möchte am Beispiel der Freudschen Arbeiten zur psychoanalytischen Behandlung und des Behandlungskonzeptes von Wilhelm Salber darstellen, welch unterschiedliche Konzepte das Sprechen in der Psychotherapie leiten. In der Musiktherapie findet der größere Teil der therapeutischen Unterhaltung als Musizieren, Improvisieren statt. Ich kann mir trotzdem vorstellen, daß meine Ausführungen auch für die methodisch durchgeführte Musiktherapie Geltung haben

Richtungsverstärkung

Das erste Konzept, das Sigmund Freud (1890, 1892-93) entwickelte, mit dem er sozusagen anfing, war das der hypnotischen Suggestion. Wie findet das Sprechen im Rahmen dieses Konzeptes statt?

Da liegt eine Frau - ich habe mich für die weibliche Form entschieden, weil zu dieser Zeit die meisten Behandlungsgeschichten Freuds von Frauen erzählen - und scheint zu schlafen. Daneben sitzt ein Mann und redet auf sie ein. Wenn dieser davon ausgeht, daß sie seine Worte hört, kann sie allerdings nicht wirklich schlafen. Richtig: Es handelt es sich um einen Zustand, der dem Schlaf ähnlich ist. Die Patientin ist in Hypnose versetzt. Damit schränkt sich ihr Kontakt zur Welt auf die Worte des Hypnotiseurs ein. Sie wird alles, was er sagt, wie einen Befehl auffassen und auch ausführen. Der besondere Zustand, in dem sie sich befindet, erlaubt eine ungewöhnlich wirksame Einflußnahme auf ihre körperlichen Funktionen. So hören wir den Arzt immer wieder Worte sagen wie: "Sie werden stillen können. Sie werden reichlich Milch haben!" Nachdem er seiner Patientin noch ein paar andere Anweisungen gegeben hat, weckt der Hypnotiseur sie auf. Die Patientin erhebt sich benommen, der Arzt verabschiedet sich. Die Patientin wird nun einige Zeit das ausführen, was der Therapeut ihr in der Hypnose aufgetragen hat - wenn es geklappt hat.

Die Szene wirkt befremdlich. Doch in dieser einseitigen Art, in der der Therapeut mit seiner Patientin spricht, steckt eine genaue Vorstellung über grundlegende Wirkungsverhältnisse im seelischen Geschehen. Freud ist der Auffassung, daß das Seelische mit der Aufgabe beschäftigt ist, eine Richtung in der Vielfalt durchzusetzen. Das Ich möchte seine Einheit erhalten, muß sich aber mit Gegenvorstellungen auseinandersetzen - mit peinlichen Erwartungen, Befürchtungen und Kontrastvorstellungen. Diese suchen es zu zerlegen und einzuschränken. Ein "gesundes Vorstellungsleben" (1893-93, 9) kann sich über deren störenden Einfluß hinwegsetzen und an seinen Vorsätzen festhalten, sie schließlich doch ausführen. Das geschwächte Vorstellungsleben - und das wäre die hierzu gehörende Definition für Neurose - wird durch die Kontrastvorstellungen empfindlich eingeschränkt.

Indem Freud den geschwächten Vorsatz mit seinen Worten unterstützt, ihn gegen die Wirkung der einschränkenden Befürchtungen stärkt, unterstützt er die Tendenz zur Einheit, die beim Patienten geschwächt ist. Von diesem ersten Konzept Freudscher psychologischer Behandlung aus gesehen besteht also die Hauptaufgabe des Sprechens durch den Arzt darin, die Einheit einer seelischen Formenbildung zu verstärken gegenüber dem, was ihr an Gegenläufigem widerfahren kann, was ihre Durchsetzungsmöglichkeiten schmälert. Freuds eindringliches Sprechen intendiert eine Richtungsverstärkung von geschwächten Vorsätzen.

Wenn wir dieses Konzept der Rede Freuds unterlegen, wirkt die Darstellung der hypnotischen Behandlung nicht mehr komisch. Er hat die Patientin in einen Zustand versetzt, in dem er einen besonders starken Einfluß auf sie hat. Wenn er beharrlich auf sie einredet, so ist er darauf aus, ihre geschwächten Vorsätze auszurichten. Die Frau kam zu ihm, weil sie nicht stillen konnte. Sie konnte den Vorsatz nicht ausführen, obwohl sie es wollte. Freud redet ihr nun gut zu und sagt ihr, sie könne wohl stillen, ja sie sei eine gute Mutter. Wenn sie aus der Hypnose aufwache, stehe ihr reichlich Milch zur Verfügung und sie werde zur Freude ihrer Familie ihr Kind gut nähren können. Er unterstützt die Vereinheitlichungstendenz der Patientin mit seiner Überzeugungskraft. Der Vorsatz zu stillen, der bislang durch Gegenvorstellungen unterbrochen wurde, kann daraufhin ausgeführt werden.

So greifen Konzept und Sprechen beim ersten Freudschen Behandlungskonzept ineinander. Nun fragt man sich, warum Freud nicht dabei geblieben ist und warum wir das nicht heute noch so machen, wenn wir Psychotherapie betreiben. Zunächst: Die hypnotische Suggestion wird auch heute noch angewandt. Das ist deshalb möglich, weil dieses Konzept wirksame Verhältnisse des Seelischen berücksichtigt und ausnutzt. Die Tendenz seelischer Formenbildung, eine Richtung auszubilden und zu halten, kommt der hypnotischen Beeinflussung entgegen. Für Freud war das allerdings noch nicht genug. Mehrere wiederkehrende Schwierigkeiten brachten ihn dazu, das Seelische komplizierter zu sehen und sein Sprechen auf die Veränderungen seiner Theorie abzustimmen.

Komplettierung

Auch im Rahmen des zweiten Freudschen Konzepts sehen wir den Therapeuten neben einer Liege. Wiederum liegt die Patientin auf dem Rücken. Aber der seelische Zustand, in dem sie sich befindet, ist anders. Sie ist wach. Noch etwas hat sich geändert: Der Therapeut spricht, aber die Patientin redet auch; im ganzen sogar mehr als der Arzt. Genauer betrachtet spricht die Patientin meist mit Mühe. Sie versucht, sich an etwas zu erinnern, etwas zusammenzustellen. Mal stockt ihre Rede, mal wird sie flüssiger.

Um eine plastische Vorstellung zu erhalten, mag man sich Freud höchstpersönlich vorstellen, der neben seiner Patientin steht und ihr wiederholt auf die Stirn drückt. Dabei sagt er: "Sie wissen es! Sie wissen es! Reden Sie weiter, Sie müssen Sich erinnern!" Die Patientin windet sich, wehrt sich gegen die Aufforderung. Dann scheint ihr etwas einzufallen. Sie möchte es nicht mitteilen, doch Freud insistiert. Schließlich spricht sie weiter unter den Zeichen größter Beschämung. Allmählich wird ihr Ausdruck entspannter. Freud kann die Sitzung beenden.

In dieser Szene bringt sich ein anderes Bild von der Wirkung der Worte zum Ausdruck. Freuds Aufmerksamkeit ist nicht auf die suggestive Stärkung eines gehemmten Vorsatzes in der Gegenwart gerichtet, sondern auf die Vergangenheit seiner Patientin. Er geht davon aus, daß es in ihrer Lebensgeschichte Situationen gab, in denen bestimmte, mit starker Bedeutung besetzte Handlungen nicht ausgeführt wurden. Von der Patientin verlangt er eine Komplettierung der einst unvollständig gebliebenen Handlungen im aktuellen Sprechen.

Diesem Konzept liegt die Vorstellung zugrunde, daß das Seelische Handlungsstrecken oder Handlungskreise zu durchlaufen hat. Ein seelischer Akt hebt an mit einem Impuls, einer Spannung, und diese muß sich in Tätigkeit umsetzen. Wenn die Tätigkeit ausgeführt ist, ist der aufgekommene Spannungsbogen geschlossen. Damit ist der Anlaß zur Handlung zu einem Ende, einer Lösung gekommen. Allerdings müssen sich die im Seelischen ablaufenden Handlungskreise mit überdauernden seelischen Kräften auseinandersetzen, die ihren Ablauf stören, unterbrechen und umleiten können. Bei manchen Handlungen muß mehr Aufwand betrieben werden, um sie durchzubringen, als bei anderen.

Die Neurose kommt zustande, wenn sich bedeutsame Handlungskreise nicht mit überdauernden Wirksamkeiten auseinandersetzen und statt dessen einen Ausweg ohne Aufwand einschlagen. Das Seelische greift auf kurzschlüssige Mechanismen zurück. Das befreit zunächst von Leiden, bringt aber empfindliche Einschränkungen mit sich. Die dennoch auf Weiterführung drängenden seelischen Regungen bringen sich anders zum Ausdruck. Sie finden eine Ersatzlösung z. B. in einer körperlichen Innervation, einem hysterischen Symptom. Die kurzsichtige Aufwandersparnis wird mit einem körperlichen Leiden bezahlt.

Im Rahmen dieses neuen Konzepts sind es nicht mehr die stärkenden Worte des Therapeuten, sondern die einen unvollständigen Handlungskreis komplettierenden Worte der Patientin selbst, denen die therapeutische Wirkung zugesprochen wird. Das Reden des Therapeuten, sein Drücken und Insistieren dienen dazu, den Strom der Einfälle und damit die nachträgliche Durchformung eines vergangenen Erlebnisses in Gang zu halten. Die einst unterbrochenen Handlungsansätze werden über die Vermittlung der Sprache nachträglich weitergeführt. Unter dem Druck des Therapeuten versetzt sich die Patientin in die Situation, in der es zum Einklemmen seelischer Regungen gekommen war, und sucht dem unentfalteten Handlungskeim nachträglich Form zu geben. Deshalb trägt dieses zweite Konzept den Namen "kathartische Methode" (Freud 1890-1940, 55).

Bei der hypnotischen Suggestion war die Patientin noch fein raus. Denn von dem, was in der Behandlung passierte, merkte sie nichts. Das fand sozusagen im Schlaf statt. Es war noch nicht einmal ihre Leistung. Was jetzt hinzukommt, ist eine bewußte Auseinandersetzung mit den wesentlichen Wirksamkeiten der pathogenen Situation. Indem sie mit der oben beschriebenen Mühe verbalisiert, durchleidet sie diejenigen Konflikte, denen sie einst aus dem Wege gegangen war. Durch sein Insistieren und Drängen hält Freud sie bei diesem Erinnerungs- und Auseinandersetzungsprozeß. Er sorgt dafür, daß sie sich dessen Mühen stellt. Er hält sie in der Lebenswirklichkeit, aus der er sie früher, als er seine Patienten noch in Hypnose versetzte, hätte entweichen lassen.

Rekonstruktion

Im Rahmen des dritten Freudschen Behandlungskonzeptes hat sich die Szene gewandelt. Da liegt einer auf der Couch, aber der Analytiker sitzt oder steht nicht mehr neben ihm, sondern hat hinter dem Patienten Platz genommen. Die Blicke der beiden an der Behandlung Beteiligten kreuzen sich auf diese Weise nicht. Es sieht so aus, als seien sie mehr oder weniger mit sich beschäftigt. Es geht in der Regel ruhig zu. Der Patient redet, schweigt, redet wieder, stockt. Dann weint er, dann krümmt er sich, dann redet er wieder. Der Analytiker sitzt ruhig dahinter, sein Blick geht ins Weite, als sei er auf der Suche nach etwas. Gegenüber dem Leiden, den direkten Ansprachen seines Patienten zeigt er sich unberührt. Er ist zurückhaltender als beim kathartischen Verfahren. Der Mühen des Drängens und Drückens hat er sich entledigt. Ab und zu sagt auch er einmal etwas, doch das ist so, als würfe er einen Ball ins Spiel, ohne so richtig beteiligt zu sein; als interessiere es ihn eher, was der Patient aus diesem Anstoß machen wird. Auf diese Weise gehen die Jahre dahin. Ab und zu kommt es zu Krisen, die durch knappe Bemerkungen des Analytikers eine Auflösung erfahren.

Was für ein Konzept steckt in dieser Art, miteinander zu sprechen? Freud hat sich eine Vorstellung vom Ganzen des seelischen Lebensschicksales gebildet. Er sieht es als eine Metamorphose von einfachen Organisationsformen infantiler Sexualität, eine Wirkungsstruktur, in der sexuelle Muster in Konflikt geraten mit den Forderungen der Kultur. Freud ist der Auffassung, daß das frühe Seelenleben an bestimmten erogenen Zonen einen ersten Anhalt findet und damit Grundrichtungen der Behandlung von Wirklichkeit einübt. Das Seelische muß sich aus seiner wilden, polymorph-perversen Kinderstube emanzipieren und gesteuertere Formen entwickeln. Es muß seine einfachen Lebensformen in entwickeltere übersetzen. Allerdings gelingt ihm dies nicht ohne Reste. Die erwachsenen Menschen werden wieder eingeholt von den Mustern der Kindheit und geraten darüber in Konflikte. Denn das, was einst vertraut und lustvoll war, erscheint im Licht der Erwachsenenwelt häßlich und unangebracht. Die Konflikte werden in Abwehrmaßnahmen weitergeführt, die zu Einschränkungen, Hemmungen und Symptomen führen.

Freud hat so etwas wie ein entwickeltes, kultiviertes Gebäude vor Augen, das davon bedroht ist, von einfachen Formen infantiler Sexualität wieder eingeholt zu werden: Ein komplizierter und von daher immer auch störungsanfälliger Zusammenhang, der einen mit Einschränkungen verbundenen Abwehrkampf zu führen hat. Die Aufgabe der Behandlung sieht Freud nicht mehr in der direkten Stärkung einer geschwächten Vereinheitlichung (Suggestion) und auch nicht in der Komplettierung eingeklemmter Handlungsstrecken (Katharsis). Sein Tun und Sprechen, die Regeln, unter die er die psychoanalytische Behandlung stellt, zielen jetzt darauf, den unbewußten Zusammenhang zu rekonstruieren, der die kraftraubende Abwehr seiner Patienten motiviert.

Der Analytiker ist Forscher geworden. Er hat die Aufgabe, seine Patienten dazu zu bringen, das erforderliche Forschungsmaterial zu liefern und darauf zu achten, daß sich dieses allmählich zu einem bisher nicht verfügbaren Bild der Libidoentwicklung zusammensetzt. Psychoanalyse ist Rekonstruktion eines unbewußt gemachten seelischen Zusammenhangs.

Das gesamte Setting der Behandlung ist darauf ausgerichtet, dem Analytiker günstige Forschungsbedingungen zu schaffen und den Patienten dazu zu bringen, seine geheimsten Absichten zu verraten. Das Sprechen hat seine Direktheit (Bestärken, Aussprechen) verloren. Freud fordert seine Patienten auf, jede feste Zielvorstellung aufzugeben und das auszusprechen, was ihnen gerade durch den Kopf geht. Sie sollen weniger erzählen als assoziieren. Er achtet auf das, was die Patienten unbeabsichtigt, gewissermaßen zwischen den Zeilen zum Ausdruck bringen. Im Blick des Analytikers entfaltet sich beim Patienten mehr und mehr so etwas wie eine zweite Rede. Andeutungen, Mitbewegtes und Indirektes treten in den Mittelpunkt des

Bemerkens. Diese zweite Rede ist das Zentrum der Unterhaltung und weniger das, was der Fall mit seinen Worten bewußt zum Ausdruck bringt.

Im Wechsel von Sprechen und Schweigen - sowohl auf der Seite des Patienten als auch des Therapeuten - modelliert das Gespräch allmählich ein Bild von der Lebensgeschichte des Falles heraus, das sich mehr und mehr wie ein Wandgemälde durch den therapeutischen Raum erstreckt und von dem aus die Symptome des Patienten einen Sinn erhalten. Die Entwicklung dieses Bildes bestimmt, wann der Analytiker spricht, wann er mit seinen Worten eindringlich wird, wann er schweigt und wann er seine Beobachtungen und Vermutungen dem Patienten mitteilt. Die Zentrierung der Behandlung um das unbewußte ´Gemälde´ ist die Begründung dafür, daß Patient und Analytiker eigentümlich selbstversunken miteinander sprechen. Das unbewußte Bild läßt sich nicht direkt erforschen. Dafür sind kunstvolle Umwege erforderlich, die sich in dem etwas künstlich wirkenden Setting und Verhalten zum Ausdruck bringen.

Aktuelle Zuspitzung

Die Unterhaltung sieht zunächst nicht viel anders aus als beim dritten Konzept. Da liegt der Patient auf der Couch, redet, schweigt. Hinter ihm sitzt der Analytiker. Nur wenn wir genauer hinschauen, können wir bemerken, daß der Austausch zwischen Patient und Therapeut einen anderen Charakter hat. Der Analytiker ist nicht mehr ganz so zurückhaltend. Es ist, als habe er es aufgegeben, wie eine undurchdringliche "Spiegelplatte" zu wirken, wie Freud das einmal formulierte (Freud 1890-1940, 178). Er scheint beteiligter. Er läßt sich stärker involvieren. Man kann beobachten, daß es zwischen den beiden sich Unterhaltenden schon mal hin- und hergeht, ja Ansätze von Streit, ´Flirt´, verspielte Bemerkungen lassen sich bei genauerer Betrachtung ausmachen. Dieses veränderte Verhalten, diese neue Art, miteinander zu sprechen, ist Ausdruck des vierten Konzepts, in dem Freud - besonders in seinen Spätschriften - das wirksame Zentrum der Psychoanalyse sieht.

Freuds Psychologie hat sich inzwischen gewandelt. Er hat nicht mehr das breite ´Wandgemälde´, den langen Entwicklungsweg der Libido vor Augen. Er hat sich einem ähnlichen Begriff des Ganzen zugewandt wie zu Anfang seiner psychologischen Studien. Sein Sprechen wird geleitet von dem Konzept eines problematischen, ungeschlossenen Ganzen, das verschiedenen Anforderungen zugleich gerecht werden muß und dabei einen Kampf um seine Einheit führt. Das Ich hat im Seelischen die schwere und letztlich unlösbare Aufgabe, den widerstreitenden Forderungen der seelischen Grundtendenzen gerecht zu werden. Nur im Rahmen eines Entwicklungsprozesses kann es diese Aufgabe lösen. Das Seelische ist eine offene Konstruktion in Entwicklung (Salber 1973-74).

Das Ich sucht seine Entwicklungsarbeit mit unterschiedlichen Methoden zu leisten. Es kann den widersprüchlichen Anforderungen des Ganzen nachkommen, indem es sich verengt, einschränkt und sich in der Ausklammerung der Vielfalt auf eine einfache Lösung festlegt: Neurose. Es kann aber auch in weiteren Zirkulationen sein Glück suchen. Dann organisiert es sich in Verfassungen, die mehr zulassen, die Widerstreitendes nebeneinander bestehen lassen, die bewegliche Lösungen eröffnen. In diesen zirkulären Verfassungen hält es das Ich aus, daß die seelische Wirklichkeit grundsätzlich spannungsvoll ist und daß alle Lösungen einen Rest lassen.

Der Behandlung kommt die Aufgabe zu, die stillgelegte Zirkulation der Neurose durch geeignete Maßnahmen wieder in Entwicklung zu bringen. Das ist das neue Konzept, das nun das Sprechen von Analytiker und Patient leitet. Während es im dritten Konzept schwerpunktmäßig um die Rekonstruktion der Vergangenheit geht, setzen Freuds Eingriffe im vierten Konzept an den aktuellen Äußerungen des Ichs an. Es geht um eine Entwicklung des eingeschränkten Ichs im Hier und Jetzt. Es geht weniger um Rekonstruktion als um Neu-Konstruktion.

In Freuds Schriften findet dieses Konzept schon früh einen Ausdruck, wenn er von "Nacherziehung" (Freud 1890-1940, 118) spricht. Den Patienten soll weniger ein ihnen nicht verfügbares Wissen über ihr Leben vermittelt werden. Es geht darum, daß sie aktuell in zirkuläre Prozesse einbezogen werden, in denen ihre Einschränkungen, ihre Festlegungen eine Umbildung erfahren.

Die Übertragung, die im dritten Behandlungskonzept ein Instrument ist, die Vergangenheit zu erforschen, sieht Freud jetzt als ein Medium an, über das allein der Fall dazu in die Lage gerät, auf eingeschliffene Muster zu verzichten. Die Übertragung wird als ein "Zwischenreich" (Freud 1890-1940, 214), als ein "Tummelplatz" (ebd.) und "Schlachtfeld" (Freud 1917-18, 472) verstanden, wo sich alle Regungen, Konflikte und Entwicklungshoffnungen der behandelten Störung zeigen, auseinandersetzen und entwickeln können. Die Übertragung wird zur "aktuellen Macht" (Freud 1890-1940, 211), die dem Analytiker die Möglichkeit eröffnet, auf die Gestaltungen des Falles direkt Einfluß zu nehmen.

Daher ist das Sprechen zwischen Patient und Therapeut bewegter, wechselseitiger und alltagsnäher als beim dritten Konzept. Es hat zugleich einen mehr spielerischen und mehr realen Charakter. Das Konzept von Übertragung und Gegenübertragung wird verstanden als ein gemeinsames Werk, mit gemeinsam gehaltenen Festlegungen.

Der Unterschied in der Aufgabenteilung besteht darin, daß der Therapeut auf Grund seiner Kompetenz nicht so stark von diesem Werk einbezogen wird wie der Patient. Er agiert mitunter in dessen Sinne mit, ist aber dazu in der Lage, dieses Agieren zu bemerken und zu thematisieren. Das gemeinsame Agieren ist Gegenstand der Analyse. Indem Therapeut und Patient miteinander sprechen, behandeln sie aktuell wirksame Strukturen. Worte verrücken festgefahrene Drehgrenzen im Hier und Jetzt.

Ein beweglicher Austausch wird auf diese Weise etabliert, der mehr Möglichkeiten, mehr Spielraum aufweist, aber auch größere Gefahren in sich birgt. Denn wenn der Analytiker seine ´neutrale´ Forscherhaltung preisgibt und sich auf einen "Tummelplatz" begibt, ist selbstverständlich die Gefahr gegeben, daß das gemeinsame Werk entgleitet und beide in eine Richtung zieht, die sie nicht mehr steuern können.

Kunstanaloge Zuspitzung

Zum Abschluß möchte ich auf die analytische Intensivbehandlung von Wilhelm Salber (1977, 1980) eingehen. Zunächst: Wie wird hier miteinander gesprochen? Die Couch bestimmt nach wie vor die Szene. Jedoch hat der Patient nicht den großzügigen Zeitrahmen der langen Psychoanalyse zur Verfügung, in dem er seine Geschichten und Gedanken ausbreiten kann. Die Intensivbehandlung ist eine Kurztherapie. Schneller als der Psychoanalytiker schaltet sich der Intensivbehandler ein. Er drängt zu genaueren Beschreibungen, treibt den Patienten zur Produktion von Einfällen an und hält ihn ab einer bestimmten Phase streng auf einer Linie. Das Reden des Patienten erscheint in diesem Rahmen bewegter, stockender, dramatischer und weniger kontinuierlich. Er versucht der Beharrlichkeit des Therapeuten auszuweichen, rebelliert gegen ihn und läßt sich unter Umständen schließlich doch auf dessen Auffassung ein. Daß die Intensivbehandlung der Beeinflussung nähersteht als die Freudsche Psychoanalyse, zeigt sich schon in dieser Art der Unterhaltung.

Welches Konzept liegt dem zugrunde? Es ist das einer kunstanalogen Behandlung von Wirklichkeit. Die Intensivbehandlung ist eine Weiterführung des vierten Freudschen Behandlungskonzeptes unter den Vorzeichen einer psychästhetischen Auffassung von Wirklichkeit. Sie führt Freuds Konstruktionsanalyse einer problematischen Ganzheit als Bildanalyse weiter. Die Lebenswirklichkeit des Falles wird als ein Zusammenhang gesehen, der sich in Bildern zu behandeln sucht und als Bild überschaubar machen läßt. Ein Bild, das sich zugleich erhalten und verwandeln möchte, ist Gegenstand der Intensivbehandlung und leitet das Sprechen von Patient und Therapeut. Dies ist die Begründung dafür, daß sich die Intensivbehandlung als Strukturbehandlung versteht.

Wenn wir uns dieses Konzept in seinen Konsequenzen vor Augen führen, wird verständlich, warum das Sprechen bewegter, dramatischer ausfällt als in der Psychoanalyse. Die Worte dienen dazu, die Erzählungen der Patienten zu stoppen, aufzubrechen und zu zerdehnen. So wie die moderne Kunst mit ihren Methoden gewohnte Anschauungen in Krisen versetzt, so auch von Anfang an die Intensivbehandlung. Das kann nicht ohne Widerstand und Kampf gehen. Die Worte malen mehr als sie mitteilen. Sie heben aus den Erzählungen des Patienten einen unbewußten Bildzusammenhang heraus, indem sie diesen zuspitzen. Die Worte unterstreichen, extremisieren, karikieren und machen auf Schrägen und Analogien aufmerksam. Die Worte werden unter das Primat der Bildlogik des seelischen Geschehens gestellt. Dabei spielt die Zuspitzung der Züge, die im gemeinsamen Werk zum Ausdruck kommen, eine besondere Rolle. Dies ist die morphologische Auslegung des Freudschen Übertragungskonzeptes: Alles, was der Patient im Behandlungswerk tut, was er sagt und nicht sagt, wird rot angestrichen und plakativ herausgestellt. Auf diese Weise heben sich Grundrichtungen heraus. Die Behandlung findet ihren Höhepunkt, wenn diese Skizzen einen Umbruch in Märchenbilder erfahren. Hiermit erhält der ganze Prozeß eine Ausrichtung, die er bis zur Beendigung der Behandlung nicht mehr preisgeben wird (Blothner 1986).

Mit seiner Zentrierung auf die Behandlung des Ganzen und seinen Wendungen ´in´ der Übertragung ging Freud, wie oben erwähnt, die Gefahr der Verkehrung ein. Wenn sich der Therapeut zu sehr verwickeln läßt, kann er selbst zum Spielball derjenigen Mächte werden, die er in Gang setzte. Die Intensivbehandlung beugt diesen Gefahren durch Limitierung des Zeitrahmens (20 Stunden) und Zentrierung des Austauschs um ein Märchenbild vor. Nur in einem methodisch eingegrenzten Rahmen kann sie es sich leisten, die therapeutische Unterhaltung derart zu beleben und zu intensivieren (Blothner 1992).

Schluß

Es ist schon erstaunlich, welche Wege die psychologische Behandlung gehen mußte, um schließlich wieder zu den anfänglichen Seherfahrungen zurückzukehren. Dabei handelte es sich nicht um überflüssige Umwege. Die verschiedenen Wendungen waren notwendig, um vorgestaltlich Geschehenes weiter zu explizieren. Als Freud seine ersten Behandlungen theoretisch zu fassen begann, hatte er ein Ganzes (Vorstellungsleben) im Blick, das mit Gegenläufen, Gegenwirkungen zurechtkommen muß. Über lange Zeit hat er diesen Ansatz aus dem Blick verloren und erst in seiner vierten Version wieder aufgegriffen. Dann allerdings um wichtige Differenzierungen bereichert. Die morphologische Behandlung macht diesen ´Rückgriff´ mit und führt ihn zugleich weiter.

Bei der hypnotischen Suggestion lag der Patient im Schlaf, in Hypnose, und der Therapeut redete auf ihn ein. Wir verstehen, daß der Therapeut damit die geschwächte Richtung eines Ganzen zu stärken suchte. Hundert Jahre später haben wir wieder ein Ganzes im Blick. Aber wir suchen es nicht zu stärken, indem wir seine Schwäche durch das Unterlegen einer Richtung kompensieren. Vielmehr gehen wir - dasselbe Ziel im Auge - einen völlig anderen Weg: Wir stärken das Ganze, indem wir es ins Wanken bringen. In einem kunstanalogen Prozeß verrücken wir seine Festlegungen, zerlegen wir seine Selbstverständlichkeiten. Wir bringen es in eine Krise, spitzen seine Konflikte zu und lassen es einen revoltierenden Ruck erfahren. Das ist die Veränderung, die einhundert Jahre tiefenpsychologische Behandlung erbracht haben.

Das Ich läßt sich nicht ´stärken´, indem wir auf nur eine Richtung setzen. In der psychologischen Behandlung haben wir es mit einer Konstruktion zu tun, die man paradoxerweise unterstützt, wenn man ihr Umbrüche zumutet, die man stärkt, wenn man sie in Krisen führt, die man stabilisiert, wenn man sie ins Wackeln bringt. Das Seelische ist eine Verwandlungswirklichkeit, die dazu neigt, sich in bestimmten Verwandlungen festzusetzen. In der Psychotherapie geht es darum, diese Stillegungen wieder in Zirkulation zu versetzen.

Menschen sitzen zusammen und reden. Ist das alles? Ich wollte zeigen, daß dies die unbedeutendste Seite des Ganzen ist. Sehr Unterschiedliches kann am Werk sein, wenn Menschen miteinander sprechen. Sprechen ist Handeln. Psychotherapie fällt nicht zusammen mit ´Informationsaustausch´ oder Überzeugung im Gespräch. In den Worten wirken Konzepte. Das Konzept macht die Musik. Erst wenn man dies sichtbar macht, versteht man den sprachlichen Austausch zwischen Psychotherapeut und Patient.

Literatur

Blothner, D. (1986): Intensivberatung und lange Psychoanalyse. Zwischenschritte 5.Jg., 1, 20-32

Blothner, D. (1992): Zum Umgang mit der Übertragung in langer und kurzer Analyse. Zwischenschritte 11.Jg., 1, 56 ff

Freud, S. (1892-93): Ein Fall von hypnotischer Heilung, nebst Bemerkungen über die Entstehung hysterischer Symptome durch den "Gegenwillen". Gesammelte Werke, Bd.I, 3-17, London 1940 ff

Freud, S. (1917-18): Vorlesungen zur Einführung in die Psychoanalyse. Gesammelte Werke, Bd.XI, London 1940 ff

Freud, S. (1890-1940): Schriften zur Behandlungstechnik. Frankfurt/Main 1975

Salber, W. (1973-74): Entwicklungen der Psychologie Sigmund Freuds. 3 Bände. Bonn

Salber, W. (1977): Kunst-Psychologie-Behandlung. Bonn

Salber, W. (1980): Konstruktion psychologischer Behandlung. Bonn

Strukturierungsprozesse in der offenen musiktherapeutischen Gruppenarbeit

Anke Esch / Ulrich West

Einleitung

Am Beispiel einer einzelnen Gruppensitzung und der Beschreibung der Gegenübertragung wendet sich diese Untersuchung der Frage zu, welche Richtlinien eine Hilfe darstellen können, das Geschehen in der offenen musiktherapeutischen Gruppenarbeit zu verstehen, zu ordnen und handhaben zu können. Die Beschreibung der musiktherapeutischen Sitzung, d.h. der Austausch von Musik und Sprache und die Art und Weise des ´Miteinander-Gestaltens´ wird auf das Konzept der "Wirkungseinheiten" (Salber 1969) bezogen. Dieses Vorgehen wurde für diesen Fall gewählt, weil das Interesse dieser Untersuchung nicht vorwiegend auf der Schritt-um-Schritt-Abfolge des konkreten Nacheinander einzelner Sitzungen liegt, sondern daran, welche Wirkfaktoren und Kennzeichen in unterschiedlichem Ausmaß und Ausprägung die Gestalt einer musiktherapeutischen Gruppensitzung bedingen. Vier solcher variablen Züge lassen sich dabei benennen.

Anlaß für diese Untersuchung waren die wiederholten Gespräche und Diskussionen mit Kollegen über die Frage, ob und welche strukturierenden Anteile es in der offenen Gruppenarbeit gibt. Damit ist ein Kernstück dieser Arbeit bereits umrissen, nämlich die Polarität zwischen Offenheit und Struktur, die in jeder Sitzung in unterschiedlicher Form zur Geltung kommt. Die Gesetze des Seelischen setzen sich auch in offenen Gruppen, d.h. in Gruppen, in denen nicht von vornherein Themen festgelegt sind, fort. Offene Gruppen sind kein heilloses Durcheinander, sondern nach seelischen Wirkungsgesetzen strukturiert. Sie bieten die Chance, daß sich Seelisches so zum Ausdruck bringen kann, wie es nun mal gebaut ist. (Diesen Gedanken hat Kramer (1975) bereits für die Kunsttherapie formuliert). Dem Therapeuten und dessen Interventionen kommen dabei aufgrund der Gegenübertragung im engeren Sinne eine besondere Rolle zu. Diesem Aspekt soll vor dem Hintergrund der Gestaltbildung einer Sitzung besondere Beachtung beigemessen werden. Ebenso bedeutungsvoll ist aber auch die Zusammensetzung der Gruppe sowie der Rahmen, in dem die Musiktherapie eingesetzt wird.

Die Begriffe Offenheit und Struktur werden in dieser Untersuchung wie folgt verstanden und verwendet. Struktur ist zunächst alles, was dem Geschehen eine gewisse Ordnung oder Rahmen gibt, egal durch wen oder was dies geschieht. Dies können sowohl äußere Bedingungen sein, die Einfluß nehmen auf das Geschehen, als auch die strukturierenden Fähigkeiten der Patienten selbst. Hierunter fallen außerdem Absprachen bezogen auf das Geschehen und den Umgang miteinander und die Interventionen der Therapeutin.

Zur Offenheit gehören im Rahmen der musiktherapeutischen Arbeit die vielfältigen Gestaltbildungen in der freien Improvisation, das Gewähren-Lassen von Gruppenprozessen, von musikalischen und seelischen Gestaltbildungsprozessen in der jeweiligen Sitzung. Dazu gehört auch die Bereitschaft auf seiten der Therapeutin und der Patienten, sich auf Unerwartetes und Neues einzulassen. Offen bedeutet hier auch die stets veränderliche Gruppenzusammensetzung.

Diese Untersuchung ist so gegliedert, daß zunächst ein Verlaufsprotokoll von einer Gruppensitzung gegeben wird, einschließlich der Beschreibungen von Anfangs- und Abschlußimprovisation und der Gegenübertragung der Therapeutin. Danach wird auf die Binnenstruktur dieser Wirkungseinheit eingegangen. Dabei bedingen sich die strukturgebenden Anteile und die strukturellen Kapazitäten der Patienten in der Gruppe und müssen aufeinander abgestimmt werden. Die Haltung der Therapeutin wird mit dem Begriff der "reflektierten Subjektivität" benannt. Anschließend wird versucht, drei weitere Kennzeichen zu beschreiben, die bei einer "Kartographie" von Gruppensitzungen von Bedeutung sind. In der Praxis können diese vier Aspekte der offenen musiktherapeutischen Gruppenarbeit eine Richtschnur darstellen, anhand derer sich das seelische Geschehen überschaubarer ordnen läßt. So gesehen können die Kennzeichen Hinweise für die Notwendigkeit öffnender oder strukturierender Interventionen darstellen.

Verlaufsprotokoll einer Gruppensitzung

Die beispielhaft gewählte Gruppensitzung findet im Rahmen der tagesklinischen Behandlung statt und ist eines von mehreren therapeutischen Angeboten für die Patienten innerhalb des wöchentlichen Programmes. Die Tagesklinik ist eine sozialpsychiatrische Einrichtung, die einen teilstationären Charakter hat und somit die Patienten in ihrem sozialen Bezugsrahmen leben läßt.

Musiktherapeutische Gruppenarbeit 117

Eine musiktherapeutische Gruppensitzung dauert jeweils 90 Minuten und findet zweimal pro Woche statt. Die Gruppe besteht in der beschriebenen Stunde aus sieben Patienten, fünf Frauen und zwei Männern, einer BT-Kollegin als Co-Therapeutin und der Musiktherapeutin.

Die Teilnehmer sitzen in einem Kreis, der den Raum ausfüllt. Sie haben sich bereits ein Instrument ausgesucht, die Musiktherapeutin sitzt am Klavier. Die Stunde beginnt mit einer Anfangsimprovisation, an der alle beteiligt sind. Die Beschreibung einer musiktherapeutischen Kollegin (entstanden auf der Fachtagung "Morphologie praktisch" in Frankfurt vom 14. bis 16.4.1994 in einer Arbeitsgruppe) soll einen Eindruck der Musik vermitteln. In ihr rief die Musik folgendes hervor: "... ein Bild von einem, der am Lagerfeuer auf einem Schrottplatz sitzt und so Gitarre vor sich hin spielt, und rundum lauter verrostete Autos, und alte Schreibmaschinen klappern alle vor sich hin und träumen von ihrer schönen Vergangenheit, irgendwie, und dann flog immer mal so ein Engel vorbei, der dann immer so freundlich herunterschaut."

Nach dem Spiel entsteht für einen Moment Stille. Im weiteren versucht die Therapeutin ihr Bild, das sie während der Musik hatte, anschaulich zu machen. Es war das Bild einer riesigen Schneeballschlacht, bei der man nicht recht weiß, wo die Bälle ankommen, lustvoll und beängstigend zugleich. Es gelingt jedoch nicht, mit dieser Hilfestellung miteinander ins Gespräch zu kommen. Die Therapeutin beläßt es dabei und fragt nach Spielwünschen. Das entstandene Schweigen unterbricht sie mit einem Vorschlag, der sich an die Erfahrungen der Gruppe aus der letzten Sitzung - eine musikalische Vorstellungsrunde - anschließt. Diesmal können Zweierspiele in der Form entstehen, daß ein Erster über Blickkontakt einen Zweiten zum Zusammenspiel wählt. Im weiteren Verlauf wählt dieser wieder jemanden per Blickkontakt aus der Gruppe, bis alle daran beteiligt sind. Die Musiktherapeutin wird als letzte gewählt und beendet das Spiel. Einige nutzen die Gelegenheit zu einem Zweierspiel, andere beginnen, sobald sie ausgesucht sind, jemand anderen zu wählen. Zum Schluß hin schauen die meisten nach unten bzw., "nach innen".

Einer der Patienten äußert nun den Wunsch, mal richtig etwas "losmachen" zu wollen. Das Spiel vorher war ihm zu wenig. Der Wunsch wird aufgegriffen und die Therapeutin macht den Vorschlag, dies in kleineren Formationen - Trio, Quartett - zu realisieren. Die Patienten bestimmen die Formationen selber, indem der Patient, der den Vorschlag machte, zwei Mitpatienten zum Trio auffordert.

In der Musik ist viel Bewegung, die Dynamik ist ziemlich gleichbleibend. Die Patienten äußern sich zufrieden über das Stück. Anschließend formiert sich eine Vierergruppe aus den Patienten, die bisher noch nicht gespielt haben. Diese Musik ist im Gegensatz zum vorangegangenen durch ein festes Schema geprägt, das von einem Patienten, der in dieser Gruppe auf der Gitarre spielt, bestimmt wird. Die Patienten sprechen die Unterschiedlichkeit der beiden Stücke an, weiter wird nicht darüber gesprochen.

Es wird nun ein weiterer Spielvorschlag durch eine Patientin eingebracht. Sie möchte wieder in der gesamten Gruppe spielen und hat die Idee, die vorhandenen Instrumente in der Gruppe "auszutauschen". Der Vorschlag findet viel Resonanz und wird sofort umgesetzt. Es entsteht eine lebhafte und lustbetonte Stimmung in der Gruppe. Die muntere Art und Weise der Tauschaktivitäten spornt die Patienten an. Am Ende tauscht sogar eine Patientin, die sonst immer die Blockflöte benutzt, ihr Instrument mit dem Patienten, der grundsätzlich mit der Gitarre spielt. Es ist wahrzunehmen, daß das für sie eine Überwindung dargestellt hat, sie aber nun Spaß daran bekommt, das Experiment zu wagen.

In der Improvisation ist ein dynamisches Auf und Ab, das sich steigert und letztlich "auf den Punkt kommt". Die Gruppe ist lebhaft mit dem Spiel beschäftigt, es wird zeitweilig herzlich gelacht, als man sich darüber austauscht, wie der andere jeweils mit seinem Instrument umgegangen ist. Es wird der Wunsch geäußert, die Aufnahme der Musik noch einmal anzuhören. Die Gruppe lauscht gespannt ihrem Spiel, in einzelnen Phasen wird gelacht, beispielsweise als die Flöte plötzlich ganz anders klingt als gewohnt. Das Gespräch wird aktiv durch die Gruppe gestaltet. Auch über den Verlauf der Improvisation, Dynamik und Schlußbildung wird gesprochen. Die Gruppe hat einen gewissen Bezug zu ihrer Musik und untereinander hergestellt und scheint "stolz" darauf zu sein.

Angesichts der Zeit schlägt die Musiktherapeutin vor, ein Abschlußstück zu spielen. Die Instrumente werden dazu wieder zurück- bzw. weiter getauscht. Auch der Eindruck dieser Musik soll mit der Beschreibung einer Kollegin wiedergegeben werden: "Der Anfang ist etwas Geordnetes, Tänzerisches und nachher wie Großstadtgewirr: Alle Leute so und so und so laufen durch die Stadt, und dann sind da noch die Autos und Fahrräder und alles, viel zuviel. Als ob dann auch nur wieder ein Film abläuft, den man auch gleich so ins Flirren übergehen lassen könnte, also daß es sich so verflüchtigt, belanglos wird. Bis zum Schluß dann doch etwas punktueller kam." Die Gruppe selbst hatte zu dieser Improvisation ein Bild, das in einer vorangegangenen Stunde schon einmal zu einer Improvisation in den Sinn gekommen ist. Es ist das Bild von einem Wanderzirkus, der durch die Straßen zieht und für seine Abendvorstellung wirbt. Das kann so stehen gelassen werden, und die Gruppensitzung wird damit beendet.

Die Gestalt und die Wendungen dieser Gruppensitzung, das Hin-und-Her zwischen Offenheit und Struktur, vollzieht sich zunächst über das unverbindliche Zusammenfinden in der Anfangsimprovisation und dem Gespräch darüber. Im folgenden wird die Möglichkeit bereitet, Begegnungen und Berührungspunkte zuzulassen, die von den Teilnehmern unterschiedlich genutzt werden. Das Aufteilen der Gesamtgruppe in kleinere Formationen bringt mehr Beweglichkeit und Unterschiedlichkeit heraus. Das ist eine wichtige Vorbedingung für den anschließenden Austausch gewesen, der in der Musik im Tauschen - dem Abgeben und Annehmen - sinnlich erfahrbar wird. (Hier vollzieht sich ein Vorgang, den Häcker (1987) in seiner Untersuchung über das Lampenfieber als "vorwegnehmende Nachbildung" beschrieben hat. Damit ist gemeint, daß sich das, was sich erst in Zukunft ereignet, vorweg bereits abbildet. Hier ist es der anschließende Austausch im Gespräch, der vorwegnehmend im Tausch der Instrumente nachgebildet wird.) Die Teilnehmer können miteinander in Verbindung treten und Bezüge herstellen. Dabei ist das Anhören des Gespielten, das Wiederholen dessen, was flüchtig erklungen ist, eine Hilfe, die die Gruppe zu nutzen weiß. In der Abschlußimprovisation hat die Gruppe die Möglichkeit, sich das Verbindende noch einmal zu vergegenwärtigen, und zugleich kann es wieder aufgelöst werden.

Von diesen Bewegungen der Gruppe sind auch die Interventionen der Therapeutin determiniert. Das Netzwerk der Gruppe, die "Matrix" (Foulkes, 1992) ist die jedes Individuum in der Gruppe umfassende und übergreifende Gestalt. Die einzelnen Konfigurationen oder Wendungen sind nach dem Figur-Grund-Prozeß der Gestalttheorie organisiert. Die "Atmosphäre" im Gruppengeschehen wird vornehmlich durch die Wahrnehmung der Gegenübertragung greifbar. So kann die Beschreibung ihres Erlebens verdeutlichen, woran im aktuellen Geschehen wahrgenommen werden kann, was im jeweiligen Gruppenverlauf an Struktur und Offenheit möglich bzw. nötig ist. Es ist die Haltung der "reflektierten Subjektivität", die auf seiten der Therapeutin im spannungsgeladenen Paradox zwischen beiden Polen vermitteln kann:

"Die freie und offene Anfangsimprovisation hat mir das Gefühl vermittelt, das ich mit dem, was ich auf dem Klavier spielte, nichts bewirken konnte.

Ich hatte aus diesem Grunde die Vermutung, daß eine weitere Improvisation der Gesamtgruppe zu nichts Neuem führen würde. Die zu große Offenheit hatte eine sich verfestigende Stagnation bei viel chaotischer Aktivität zur Folge, die die Gruppe in einen Zustand der Hilflosigkeit führte. Mein Einfall, wie man ein zweites Spiel gestalten könnte, den ich während des ersten Stückes hatte, ist Ausdruck meiner eigenen Sehnsucht nach mehr haltgebender Struktur.

Bei der zweiten Improvisation konnte ich wahrnehmen, daß die Spielform keine Anregung war, miteinander in ein gemeinsames Spiel zu kommen, sondern zum Schema wurde, an dem man sich festhielt. Es schien mir auch so zu sein, daß einige Teilnehmer mit einer Kontaktaufnahme überfordert waren und sich aus dieser Hilflosigkeit heraus von den anderen abgrenzten. Das brachte mich auf den Gedanken, das mehr Übersichtlichkeit notwendig war, die vielleicht über Improvisationen in Kleingruppen hergestellt werden könnte. Es war auch deutlich wahrzunehmen, daß nur einigen der Sinn danach stand, "etwas loszumachen" und ich setzte darauf, daß in anderen Formationen Raum zur Verfügung stand, anderen Verhältnissen und Befindlichkeiten Ausdruck zu verleihen.

Zu diesem Zeitpunkt bemerkte ich mehr eigene Beteiligung und konnte auch mehr Anwesenheit bei den Patienten wahrnehmen. Daß ein Spielvorschlag aus der Gruppe kam, ist Ausdruck für dieses erstarkte Interesse. Das wird auch benannt und im vermehrten Austausch untereinander spürbar. Beim Anhören des Stückes finden die Teilnehmer das soeben Erlebte wieder. Da Wiederholungen von grundlegender Bedeutung in der Behandlung früh gestörter Patienten sind, gibt es in dieser Gruppe die ritualisierten Anfangs- und Abschlußimprovisationen. Mein Gefühl war, daß sich die Gruppe vor der Abschlußimprovisation so viel Halt geschaffen hat, daß sich der Spielvorschlag ohne weiteres bewerkstelligen ließ. Die Gruppe hatte damit die Möglichkeit, sich die entstandene Verbindlichkeit noch einmal zu vergegenwärtigen. Gleichzeitig konnte man sich aus dieser wieder herauslösen und auf sich besinnen, was eine wichtige Erfahrung für die Teilnehmer war."

Binnenstruktur der Wirkungseinheit musiktherapeutischer Gruppensitzungen

Es lassen sich mehrere Vermittlungsformen beschreiben, mit deren Hilfe die Spannung von Offenheit und Struktur in der musiktherapeutischen Gruppenarbeit behandelt werden kann. Diese Vermittlungen, die wir mit reflektierter Subjektivität, Kontinuität, Selbstbestimmung und Integration bezeichnen, sind Markierungen im Verstehensprozeß während einer Sitzung.

1. Reflektierte Subjektivität

Es gibt einige Aspekte, die die Interventionen des Therapeuten beeinflussen. Das ist zunächst die Beobachtung, ob das Geschehen stagniert oder ob sich etwas zu entwickeln scheint. Außerdem ist von Bedeutung, ob die Patienten etwas aufgreifen können oder nicht. Inwieweit entsteht der Eindruck, daß die Patienten das Geschehen ignorieren oder in einen Auseinandersetzungsprozeß kommen können. Wichtige Beobachtungen sind auch, inwieweit sich die Teilnehmer aus Hilflosigkeit heraus "in Abwesenheit" spielen, sich auf eine immer gleiche Instrumentenwahl beschränken oder in monotonen Wiederholungen Halt gewinnen wollen.

Die Haltung der "reflektierten Subjektivität" ist aber auch vom eigenen Handeln geprägt. Das, was auf dem eigenen Instrument "einfällt", wird als eine Art Parameter für das, was gerade Thema in der Gruppe ist, verstanden. Die eigene Unsicherheit, im Spiel etwas "Passendes" zu finden, der Impuls, mit dem eigenen Spiel ordnend tätig werden zu wollen oder gerade beklemmende Ordnungen zu lockern, werden als Ausdruck von Klemmen im Gestaltungsprozeß der Gruppe derselben wieder zur Verfügung gestellt (reflektiert).

Hierzu gehören auch Gefühle, daß man keine Rücksicht nehmen muß, weil das Ganze tragfähig erscheint, oder daß einem die Lust am Spiel vergeht, weil anscheinend nichts bewirkt werden kann.

Unter "reflektierter Subjektivität" verstehen wir, daß alle diese Impulse und Empfindungen jeweils auf das aktuelle Geschehen in der Gruppensitzung bezogen werden. Dieser Verstehensprozeß beim Therapeuten, der zugleich mitten im Geschehen ist, wirkt sich wiederum unmittelbar auf das Handeln der Gruppe aus. Insofern Strukturierungen von seiten des Therapeuten im Gruppengeschehen vorgenommen werden, um festgefahrenen Gestaltbildungen neue Offenheiten zu ermöglichen, vermittelt er zwischen den Extremen der Offenheit und der Strukturierung. Umgekehrt werden beängstigend offene Situationen mit haltgebenden Strukturierungen 'behandelt'. Hier kann das Verhalten des Therapeuten auch ein Modell für die anderen Gruppenteilnehmer sein.

Im therapeutischen Prozeß lassen sich keine allgemeingültigen Formeln geben nach dem Muster, wenn ein Patient so spielt, dann muß man so reagieren. Je nach Gruppenverlauf kann die gleiche Äußerung ganz unterschiedliche Bedeutungen haben und die Intervention völlig anders ausfallen. Die "reflektierte Subjektivität" stellt eine Vermittlungsform dar, die sensibel macht für die Prozesse, die sich abspielen. Wenn man die eigene Betroffenheit mit in den Verstehensprozeß einbezieht, kann das der Gruppe auch wieder zur Verfügung gestellt werden. Es muß keinesfalls immer eine Reaktion des Therapeuten erfolgen, das Begleiten und Verstehen selbst ist eine Intervention. Die "reflektierte Subjektivität" ist vergleichbar mit dem Stellenwechsel des Therapeuten in der Arbeit an und in der Übertragung (vgl. Körner 1989).

2. Kontinuität

Der kontinuierliche und verläßliche Rahmen der offenen Gruppenarbeit ist ebenfalls ein bedeutender Faktor. Damit sind sowohl klare Zeitabsprachen als auch die pünktliche und sichere Anwesenheit aller beteiligten Personen angesprochen. Die ritualisierten Elemente im jeweiligen Verlauf - wie beispielsweise die Anfangs- und die Abschlußimprovisation - sind rahmengebende Bedingungen, auf die sich die Gruppe verlassen kann. Dadurch wird es möglich, Wiederkehrendes in einem sich verändernden Kontinuum einordnen, verinnerlichen und wieder gestalten zu können.

Diese strukturbildenden Vorgaben sind notwendige Voraussetzungen, ohne die die freie Improvisation und das Gewährenlassen von Gruppenprozessen zu beängstigend und unmöglich wären.

Ein weiterer Aspekt der Kontinuität ist die Annahme, daß das Seelische immer weiter auf Ausdruck drängt. Das bedeutet für das Geschehen in der Gruppensitzung, daß alles Sinn macht, auch wenn es zunächst noch nicht immer verstanden wird. Erst im kontinuierlichen Entwickeln der aufgekommenen - musikalischen - Gestaltungen der Gruppe kann sich der Sinn von zunächst Unverständlichem entpuppen. Seelisches ist immer in Entwicklung. Wie in einem Räderwerk greifen die verschiedenen Schwungräder im Gruppenprozeß ineinander und bauen aufeinander auf. Es war alles schon einmal da und geht im folgenden auch nicht verloren. Auch hier kommt dem Therapeuten eine entscheidende Rolle zu, damit das, was zum Ausdruck gekommen ist, nicht verloren geht.

Auch die Teilnehmer der Gruppe tragen dafür Sorge, und nicht zuletzt ist die Möglichkeit der Aufnahme und das Anhören des Gespielten eine Chance, Gewordenes und Veränderungen zu verinnerlichen und sich damit die kontinuierliche Gruppengeschichte zu vergegenwärtigen. In der dargestellten Sitzung ist es zunächst die Therapeutin, die mit ihrem ersten Spielvorschlag an Bekanntes anknüpft, am Ende greifen die Patienten selber ein Stück "Geschichte" in ihrer Beschreibung der Abschlußimprovisation auf.

Die Struktur sichert, daß alles, was aufkommt, auf etwas trifft, in dem es gespeichert und wiederholt werden kann, während Offenheit die Möglichkeit des Neuen und der Weiterentwicklung repräsentiert. Hier ist wichtig, daß alles Tun und Erleben jedes einzelnen Teil eines umfassenden Gruppenwerkes ist. Alles, was aufkommt, ist jeweils zu beziehen auf das Geschehen der Gruppensitzung. Jeder einzelne hat so die Chance, in der Gruppe ungelebte und "nicht gelittene" eigene Anteile zu entdecken. Dabei ist nicht ein therapeutisches Bemühen maßgeblich, sondern das kontinuierliche "sich zur Verfügung stellen" im Dienste der Formenbildung.

Die Erfahrung zeigt, daß in Situationen, in denen man sich besondere Mühe geben will, eher Stagnation im Gruppenprozeß eintritt. Dagegen wird man überrascht, welche Kräfte zum Tragen kommen, wenn man darauf vertraut, daß sich etwas aus dem Moment und den Gegebenheiten der Situation - so seltsam sie zunächst auch erscheinen - heraus entwickeln wird. Wenn man als Therapeut der Gruppe das nicht "wegnimmt", sondern sie spüren läßt, wie es auf sie ankommt, führt dies letztendlich zu eigenverantwortlichem Mitwirken aller Beteiligten.

3. Selbstbestimmung

Der letzte Gedanke leitet zu einem dritten Aspekt über, der Selbstbestimmung genannt wird und gleichsam das Pendant zur "reflektierten Subjektivität" darstellt. Hiermit ist gemeint, daß es gerade die strukturierenden Kapazitäten der Gruppenmitglieder sind, die bestimmen, welcher Grad an Offenheit möglich ist. Gerade in der sonst eher direktiven, das Verhalten der Patienten korrigierenden Umgangsweise in einer psychiatrischen Klinik erlangt das selbstbestimmte Handeln im musiktherapeutischen Setting besonderes Gewicht. In einer Klinik kann man häufig die Beobachtung machen, daß die Patienten sich "an der Türe abgeben" und es dem fachkundigen Personal überlassen, was mit ihnen geschieht. Vielfach dominiert die Erwartung, von den Therapeuten gesund gemacht zu werden.

Diese Erwartungshaltung wird natürlich auch in die Musiktherapie getragen. Es ist oft ein längerer Prozeß, bis die eigene Motivation und Initiative das Tun und Lassen in der Sitzung mit beeinflussen. Förderlich wirkt sich in diesem Zusammenhang oft aus, wenn es schon erfahrene Patienten in der Gruppe gibt, die durch ihr selbstbestimmtes Verhalten neuen Patienten als Vorbild dienen können und ihnen das Hineinfinden in den Gruppenprozeß erleichtern. Die Erfahrenen personifizieren gleichsam die gewachsenen Strukturen der jeweiligen Gruppe. Sie müssen sich aber auch ständig mit offenen neuen Entwicklungsrichtungen, die durch neue Patienten aufgerufen werden, auseinandersetzen.

Im Rahmen der Selbstbestimmung ist ein wichtiger Bestandteil jeder Stunde das wiederholte Nachfragen nach den Wünschen und Vorschlägen der Patienten. Damit wird ausdrücklich betont, daß die Bereitschaft besteht, sich auf das Wagnis von Unvorhersehbarem einzulassen. Je weniger in diesem Zusammenhang das Bemühen, das Richtige für die Gruppe herauszufinden, im Vordergrund steht, um so eher findet die Gruppe ihren eigenen Weg, das gemeinsame Tun und Lassen zu gestalten. Dieser Vorgang und seine Auswirkungen auf das Hier und Jetzt ermöglichen erst die Resonanz innerhalb der Patientengruppe. So bildet sich ein gemeinsamer Fundus, eine selbstbestimmte Ausgestaltung der gemeinsamen Gruppengeschichte und die Möglichkeit der Weiterentwicklung in der Gruppe. Die Beschreibung der Gruppensitzung zeigt, daß dieser Prozeß der Selbstbestimmung in jeder neuen Sitzung wiederholt eingeübt werden muß. Zunächst ist es die Therapeutin, die dafür Sorge trägt, daß der Gruppenprozeß nicht stagniert. Im Verlauf der Sitzung gewinnt mehr und mehr das selbstbestimmte Handeln der Patienten an Bedeutung. Damit wird das Geschehen offener, lustbetonter aber auch unvorhersehbarer.

Das selbstbestimmte Handeln bestärkt zusammen mit dem Erleben dessen, was bewirkt werden konnte und was (noch) nicht wirksam wurde, das Vertrauen in das eigene Sein. Die therapeutischen Interventionen in Form von Spielvorschlägen dienen dazu, in der jeweiligen Situation so viel Sicherheit zu bieten, daß die Gestaltungskräfte der Patienten mobilisiert werden können. Wichtig ist dabei vor allem, daß immer wieder eine Beziehung zum eigenen Handeln hergestellt wird, in der sich der einzelne oder auch die Gruppe wiederfindet, d.h. sich im Spiegel des Geschehens erkennen kann.

4. Integration

Unter Integration wird in diesem Zusammenhang ein Handeln verstanden, das wiederum eine Rückwirkung auf den Handelnden selbst hat. Es ist eine Vermittlungsform zwischen Offenheit und Struktur, weil damit das, was aus dem zufälligen und offenen Geschehen im Gruppenprozeß ins Verhalten und Erleben integriert werden kann, strukturbildend im Sinne einer "Nacherziehung" ist.

Im Falle der Patienten ist die Selbstbehandlung des Seelischen ins Stocken geraten. Das Blockierte und Entrückte der psychotischen Erscheinungsformen ist die Folge der Lösungsversuche, mit der Selbstbehandlung

Musiktherapeutische Gruppenarbeit 125

dramatische Verkehrungserfahrungen in den Griff zu bekommen. Dadurch ist es gelungen, einen gefahrlosen Handlungsspielraum zu erhalten, wenn auch meist nur in sehr eingeschränkter Form. Es bedarf dann einer von außen kommenden Behandlung, die die Möglichkeit bietet, sich selbst in seinem Funktionieren verstehen zu lernen und momentan Ungelebtes und Ausgeschlossenes wieder zu entdecken und integrieren zu können.

Zu solchen Erfahrungen können die Patienten kommen, wenn sie sich im Rahmen der Gruppe und im Bezug zum Geschehen erleben und das Gegenüber im Verhältnis zu sich wahrnehmen. Vermittelt wird das in der Musiktherapie sowohl in der Musik als auch in der Sprache. Die Musik stellt dabei eine Möglichkeit dar, gerade dem "Unerhörten" Ausdruck zu verleihen, was sonst noch keine anderen Formen gefunden hat, sich mitzuteilen. Das impliziert auch eine Vorstellung von Behandlung, die nicht "korrigieren" will, sondern Gestaltungskräfte, die aus dem Spielraum des Seelischen verbannt sind, zu reaktivieren und zu integrieren. Hier geht es nicht darum, Leiden abzuschaffen, was ein unmögliches Unterfangen darstellen würde, sondern den Patienten dabei zu begleiten, bisher nicht Gelittenes erleiden zu können.

Über die neuen Leidensformen werden andere Bewerkstelligungen herausgerückt. Die ins Stocken geratene Selbstbehandlung kommt wieder in Fluß, und anderes kann plötzlich integriert werden. Im beschriebenen Gruppenprozeß geschieht das beispielsweise als die Flötenspielerin mit der Gitarre tauscht. Das Lachen über den "neuen" Klang der Flöte macht deutlich, daß die Gruppe hier für einen Moment verstanden hat, daß die Integration von Neuem auch eine befreiende Wirkung haben kann und nicht beängstigende Auflösung der Formen bedeutet. Das Fixiertsein auf Bekanntes (Held 1993) kann für einen Moment aufgegeben werden, da das Vertrauen darin besteht, daß wieder zurückgetauscht werden kann.

Über vielfältig sich wiederholende Erfahrungen in ähnlicher Form können somit langsam neue Muster der Lebensbewältigung ausprobiert und eingeübt werden. Die Wiederholungen in der Musik selbst, das Anhören der Musik und das Sprechen über das, was an gemeinsamem und unterschiedlichem Erleben im Gruppengeschehen vorhanden ist, gestalten diese Integrationsprozesse in ganz unterschiedlicher Form aus.

Schlußbemerkung

Entscheidend bei der offenen musiktherapeutischen Gruppenarbeit erscheint, daß ein selbstbestimmtes Handeln der Patienten und ein therapeutisch-methodisches Mitwirken sowie die Wirkung der Gruppe und ihrer Dynamik als das Zusammenwirken eines paradoxen und spannungsvollen Ganzen verstanden wird. Dies ist die Basis dafür, in der offenen Gruppenarbeit mit dem vielfältigen Material, das vorhanden ist und entsteht, arbeiten zu können, es zu verstehen und den Patienten zur Verfügung stellen zu können. Erst so wird die Musiktherapie ein Ort, an dem der dort stattfindende Alltag als solcher wahrgenommen und handhabbar wird. Es ist ein Alltag, in dem die Patienten zunächst nicht zurechtkommen. Der Umgang mit Musikinstrumenten stellt gleichsam eine "Zumutung" für das Seelische dar, die nur dadurch zu rechtfertigen ist, daß die Selbstbehandlung in besonderem Maße gefordert ist und quasi "bei der Arbeit" beobachtet und stabilisiert werden kann. Das Problem wird von den Patienten meist nicht in diesem Zusammenhang erkannt und muß kunstvoll vermittelt werden.

Der sich inszenierende Alltag in der Gruppenmusiktherapie bietet dann die Möglichkeit, als ein solcher erfaßt zu werden. Man kann sich das Geschehen als Gegenüber beschaubar machen, beispielsweise beim Anhören des soeben entstandenen gemeinsamen musikalischen Werkes. Hier vollziehen Therapeuten und Patienten gemeinsam den Wechsel von Betroffenheit und Betrachtung, wie er von Körner beschrieben wurde. Dieser Prozeß zieht sich sowohl durch das musikalische Spiel als auch durch das Miteinander-Sprechen. Durch diesen Wechsel soll ermöglicht werden, daß die Patienten Versuche machen, neue Verhaltens- und Erlebensmuster zu erproben und Wege in Angriff zu nehmen, diese zu gestalten. Die Selbstbehandlung in diesem geschützten Rahmen kann sich dann auf den "Alltag draußen" erweitern lassen, wenn es gelingt, den Bezug zu diesem herauszustellen.

Ein erster Schritt, solche Entwicklungsprozesse in der musiktherapeutischen Gruppenarbeit in Gang zu bringen, liegt darin, das grundlegende Paradox zwischen Offenheit und Struktur in jeder Situation wahrzunehmen. Je nach Zusammensetzung der Gruppe und je nach Stand der Entwicklung in der Gruppe überwiegt jeweils der eine oder der andere Pol. Hilfreich, um der Selbstbehandlung der ins Stocken gekommenen Formenbildung des Seelischen "auf die Sprünge zu helfen", ist dabei ein lebendiges Hin-und-Her zwischen den Extremen. Zickzack-Bewegungen scheinen nach dieser Ansicht angemessener als ein zielgerichtetes und korrigierendes Vorgehen. Letzteres ist meist eher von den Vorstellungen des Therapeuten geprägt als von den immanenten Entwicklungsgesetzen des Seelischen.

Unseres Erachtens ist es die Haltung der "reflektierten Subjektivität", die von seiten des Therapeuten eine Hilfestellung für die Gruppe darstellen kann, den Spielraum zwischen den Polen auszunutzen. Der Therapeut vollzieht selbst die Spannung zwischen dem sich öffnenden Hineinbegeben in die Unsicherheiten und Unwägbarkeiten einer Gruppensitzung und dem strukturierenden und distanzierenden Aufrechterhalten der stabilisierenden und ordnenden Funktionen.

Weitere Vermittlungsformen in diesem spannungsvollen Verhältnis von Offenheit und Struktur, die das gesamte Gruppengeschehen umfassen und prägen, wurden hier mit Kontinuität, Selbstbestimmung und Integration beschrieben. Das sind "typische" Ausprägungen jeder offenen musiktherapeutischen Gruppenarbeit, die nicht statisch festzulegen sind, sondern Gruppenbehandlung als dynamisches, "spannendes" und lebendiges Wirken verständlich werden lassen und an den jeweiligen Gruppenprozeß angepaßt werden können.

Literatur

Benedetti, G. (1991): Todeslandschaften der Seele. 3. Aufl., Vandenhoek & Ruprecht, Göttingen

Foulkes, S.H. (1992): Gruppenanalytische Psychotherapie. J. Pfeiffer, München

Häcker, N (1987): Psychologische Untersuchung des Lampenfiebers bei Rockmusikern; unveröffentl. Dipl.-Arbeit, Köln

Heigl-Evers, A. (1978): Konzepte der analytischen Gruppenpsychotherapie, 2. Aufl., Vandenhoek & Ruprecht, Göttingen

Held, T. (1993): Die Psychotherapie Schizophrener im Zeitalter der Vulnerabilität. In: Psychosomatik, Zeitschrift für Fort- und Weiterbildung. Springer, Berlin-Heidelberg-New-York

Körner, J. (1989): Arbeit an der Übertragung? Arbeit in der Übertragung! In: Forum der Psychoanalyse. Springer, Berlin-Heidelberg-New-York-London

Kramer, E. (1975): Kunst als Therapie mit Kindern. Ernst Reinhardt, Basel

Salber, W. (1969): Wirkungseinheiten - Psychologie von Werbung und Erziehung. Henn, Kastellaun / Wuppertal

Salber, W.(1980): Konstruktion psychologischer Behandlung. Bouvier, Bonn

Seifert, W. (1975): Gruppendynamik - Veränderung durch Selbsterfahrung. Kiepenheuer & Witsch, Köln

Grundverhältnisse in Figurationen

Frank G. Grootaers

Figur und Figuration: Das Bedeutungsfeld der Begriffe.
Ein Einstieg in das Thema liegt zunächst nahe, indem wir die alltagsgebräuchliche Bedeutung der Wörter Figuration, figurieren und Figur aufgreifen. Im Duden lesen wir unter Figuration: Formgebilde. Unter figurieren: Eine Rolle spielen, in Erscheinung treten. Das gibt zusammen schon eine erste Bedeutungsrichtung: Figuration verweist auf das Heraustreten eines Gebildes. Man kann hinzufügen: Ein Heraustreten aus dem Gesamt scheinbar ungeordneter Phänomene. Dieses In-Erscheinung-Treten ist uns bekannt in dem Vorgang des Photoentwickelns in der Dunkelkammer. Das Wort Figur - das Produkt eines figurierenden Vorgangs - bietet weitere Anhaltspunkte zum Kennenlernen des komplexen Bedeutungsfeldes von Figuration.

Figur heißt einmal: Erscheinung im Hinblick auf ihre Proportioniertheit. Hier klingt an, daß die in Erscheinung tretenden Gebilde einen inneren Aufbau aufweisen. Das knüpft an den Komplex ´Bildlogik´ an (Salber 1983, S. 39-45; Salber 1987, S. 27 f.). Proportioniertheit verweist weiter auf maßvolle Verhältnisse, die grundlegend sind für die Konstitution einer Figur. Proportionslehre, wie sie uns vertraut ist in Musik und bildender Kunst, ist ebenso konstitutiv in unseren banalen Alltagsformen wie in den gemeinsamen Behandlungswerken mit Patienten. Proportionslehre folgt den Bildgesetzen von Wirklichkeit (Salber 1989, S. 231).

Figur heißt weiter: Plastische Darstellung. So z. B.: Figuren aus Stein. Im übertragenen Sinne bedeutet das eine Extremisierung, d. h. eine Betonung der Härte und der Unbeirrbarkeit mancher Figurationen, wie wir sie unter anderem aus Behandlungsstunden kennen. In der Musiktherapie haben wir es auch immer mit Figuren aus Klang zu tun, mit Klangfigurationen oder mit ´flüssiger Architektur´ (Leikert 1990, S. 27 f.). Wir studieren in diesen Klangfigurationen die grundlegenden Proportionen und die Logik dieser Maßverhältnisse, und wir ziehen daraus unsere Schlüsse, wir beziehen das Vorgefundene auf die Biographie des Patienten.

Eine weitere Bedeutung von Figur: Gebilde aus Linien oder Flächen. In dieser Hinsicht sinnverwandt mit dem Begriff Bild. Diese Bedeutungsrichtung

Grundverhältnisse in Figurationen 129

verweist auf unsere Notizen und Skizzen, die wir im Laufe einer Behandlung machen. Sie verweist auf unvollständige, flüchtige Gedankenzüge, die uns quasi ungefragt durch den Kopf gehen; sie verweist auf Linien und Klanggestalten, die *beim* Improvisieren entstehen und entsprechende Spuren hinterlassen. So wie man sagt: Figuren aufs Papier malen, so malen wir uns aus, welche Linie diese oder jene musikalische Figur verfolgt; wir trachten danach, ihre Methode zu verstehen. Wir haben es bei unserer Arbeit mit Lebensbildern zu tun, bei denen ganze Flächen graugetönt sind.

Eine weitere Bedeutung erfährt das Wort Figur in dem Satz: An der Bar standen ein paar merkwürdige Figuren. Der Witz dieses Satzes rührt unter anderem daher, daß diese Figuren auf etwas verweisen, was nicht geheuer erscheint, auf ungeahnte Vorhaben. So auch in der gemeinsamen Improvisation: Auch da tauchen Figuren auf, die uns rätselhaft und merkwürdig erscheinen, die aus dem Rahmen fallen, die auf dem Kopf zu stehen scheinen. Wir verkosten sie und suchen nach ihrem Stellenwert im gesamten Formgebilde. Das Merkwürdige wird spielenderweise angegangen, interpretiert und zu gegebener Zeit ausformuliert. Umgebung und Wirkung merkwürdiger Figuren wecken unser Interesse, weil sie hinweisen auf problematische Übergänge, auf nicht gelingende Stellenwechsel, auf nicht zu leistende Vorhaben, auf versäumte Chancen. Beispiele für merkwürdige Figuren in der Improvisation sind plötzliche Brüche, das Auftauchen eines bedrohlichen Untertones, umständliche Anfänge, hilflose Abschlüsse. Es sind merkwürdige Randfiguren, die das Übrige in ein besonderes Licht stellen, sie beleuchten das Hauptbild auf seltsame Weise.

Schließlich heißt Figur soviel wie handelnde Person in einem Drama, die Figur in einem Märchen. Figurieren bedeutet hiermit in einen Zusammenhang gebracht: eine Rolle spielen. Das läßt sich zusammenbringen mit einer morphologischen Optik. Denn: Die Figurationen mit ihren maßgebenden Bildgesetzen, mit ihren medialen Qualitäten (Konsistenz, Motilität, Ausdehnung), mit ihren merkwürdigen Randerscheinungen, mit ihren sich widersprechenden und überkreuzenden Richtungen und ihren graugetönten Flächen, sie sind immer auch Figurationen in Bewegung, in Tätigkeit (Grootaers 1985, S. 63). Erst die Suchbewegungen einer Figuration sagen etwas über die Verwandlungsrichtung, die eingeschlagen und zugleich gemieden wird, aus. Im Märchen werden Figurationen erkenntlich durch ′Positionen′ und ′Linien′, die die Figuren einnehmen und abschreiten. " Im Märchen Rotkäppchen wird ein Unfertiges, Werdendes auf den Weg geschickt, bei denen die Positionen Mutter - Großmutter - Wolf auf einer Linie liegen.

Auf einer anderen Linie liegen Wolf - Abseitsgehen - Förster - Herausschneiden. Die erste Linie der Werk-Bewegung versinnlicht die Metamorphose des in Liebe gebundenen Kindes; es wird verschlungen. Die andere Linie bietet Anhaltspunkte für sich abhebende und widerständige Funktionen: eigene Wege gehen, Zweifelfragen stellen, selbst herausschneiden - der Förster ist das Werdende oder Hinzukommende, das nicht von der Mutter ausgeht. Der zweiseitige Wolf ist das Problem auf beiden Linien; die Lösung destruiert ihn und macht damit den Weg für neue Gestalten von Liebe und Haß frei" (Salber 1980, S. 40, 41).

Die Werkgestalt des Märchens figuriert entlang zweier Linien. Die Positionen auf diesen Linien lassen eine Haupt- und eine Nebenfiguration in Erscheinung treten. Der Wechsel zwischen der Mutter-Großmutter-Wolf-Figuration und der Wolf-Abseitsgehen-Förster-Herausschneiden-Figuration läßt ein typisches Problem des Hinein und Hindurch erkennen. Verschlingen und Herausschneiden sind die Schwungräder für die Bewegungsrichtung und für die Dramatik einer bestimmten Verwandlungssorte. In der Einzelbehandlung z. B. versuchen wir, die im Märchen plakativ dargestellten Verwandlungssorte mit dem Lebenslauf des Patienten in Verbindung zu bringen.

Analyse einer Alltagsepisode nach Haupt- und Nebenfiguration

Zur Einführung und Orientierung soll vorweg die Entwicklung der Systematik von Haupt- und Nebenfiguration in der Morphologischen Psychologie skizziert werden.

Die psychologische Aufbereitung von Malerei sowie die Analyse von Filmen und Märchen waren ein erster Ansatz. Eine weitere Anwendung fand statt bei der Systematisierung des gemeinsamen Werkes in der Behandlung. Der methodische Austausch von Märchenlogik und der Konstruktion konkreter Lebensgeschichten zeigte sich in vielerlei Hinsicht als brisant. Eine Transfiguration zwischen Kunst, Psychologie und Behandlung war damit offengelegt (Salber 1977, 1980).

Der andere große Bereich, der zur Präzisierung dieser neueren Systematik führte, war der Bereich der Alltagsuntersuchung. Salber propagiert: "..., daß die Phasen des Tageslaufes zum Gerüst für eine ´Einführung in die Psychologie´ werden können, wenn man darin verschiedene Konstellationen von Verwandlung entdecken kann. Die Analyse zeigt, daß in den Gebilden des Tageslaufes immer ´ganze´ Figurationen in Bewegung sind" (Salber 1985, S. 55).

Grundverhältnisse in Figurationen 131

Anders gesagt: Die Alltagsuntersuchungen und das Tageslaufkonzept stellen den Alltag heraus als die gelebte Konkretisierung einer allgemeinen Psychologie. Eine besondere Bedeutung kommt dem Wechsel, dem Stellenwechsel zwischen den verschiedenen Figurationen des Alltags zu. Es stellen sich bestimmte 'Sorten des Stellenwechsels' (Salber 1985, S. 49) im Tageslauf heraus; so z. B.: zurecht machen, Anlauf nehmen, organisieren, anrufen, Pause machen, streiten. Die Tageslaufanalysen machen außerdem die Beobachtung, daß die Alltagsformen in Schwung gehalten werden von Grundverhältnissen. Ähnlich den Verhältnissen in den Märchen (z. B. Hinein - Hindurch bei Rotkäppchen) werden die Figurationen des Alltags organisiert in den Explikationen solcher Verhältnisse; so z. B.: überlegen - unterliegen, fertig - unfertig, aufgehen - eingehen, Rahmung - Revolte. Aber nicht nur in dem Tageslauf als Ganzem, sondern ebenfalls in einzelnen Tätigkeiten des Alltags läßt sich diese Systematik von Haupt- und Nebenfiguration auffinden und verfolgen. Dies wird im folgenden an dem konkreten Beispiel eines Blumengießens dargestellt.

Eine junge Frau beschreibt das Blumengießen am Sonntag, dem 4. April 1993, wie folgt: "Welche Pflanze zuerst? Meistens die große Avocadopflanze, heute aber fange ich einmal am anderen Fenster mit diesen Unkrautpflanzen an. Bei denen denke ich immer, daß es egal ist, ob ich viel oder wenig gieße, ob sie in der Sonne oder im Schatten stehen. Anspruchslos, aber auch ein bißchen langweilig. Dagegen der Jasmin, bloß ein Jahr alt und in meiner Obhut und beinahe ganz eingegangen. Erst wuchs er, blühte wie verrückt, aber dann ging es ganz schnell wieder abwärts. Eine kleine Chance kriegt er aber noch. Der Zitronenbaum war mal ein Riesenbusch, dann fingen einige Blätter an, gelb zu werden. Eines Tages war irgend etwas, was mich geärgert hatte, der Baum wurde ganz zurückgeschnitten. Schön überschaubar jetzt, die kleinen neuen Blätter gucken schon heraus. Ganz automatisch gieße ich den großen Topf, wo schon seit Wochen nur ein blattloser Stengel aus der Erde guckt. Ob da noch Leben ist? Aber diese hier, die war auch mal übel dran, und jetzt blüht sie schon zum dritten Mal!... Heute habe ich keine Lust, die kleine da oben auf dem Regal zu gießen, die irritiert mich wahnsinnig, zur Strafe darf sie in dem zerbrochenen Topf in der Plastikschüssel stehenbleiben. Kommt noch aus Münchener Zeiten, sie gehörte mir sowieso nicht, irgendwie ist sie mir aufgedrückt worden. Die Runde ist eigentlich zu Ende. Doch in der Küche fällt mein Blick noch auf die Hyazinthenzwiebel..., schon längst abgeblüht, aber die Blätter strotzen noch vor Kraft. Das war doch so ein Schnelleinkauf, als meine Mutter zu Besuch kam..., so einfach ein kleiner

Schubs aus dem Fenster, und sie würde auf dem Kompost im Hinterhof landen,... in einem Jahr wieder neu ausschlagen und bestimmt wieder neu blühen!"

Schon beim ersten Durchlesen dieser Beschreibung werden wir an bestimmten Punkten immer wieder überrascht über die eigentümliche Sorte von Gedanken, die dieses Blumengießen begleiten. In der Beschreibung taucht immer wieder in Variationen ein typisches Gegensatzpaar auf: viel - wenig, wachsen - abwärts, riesig - zurückschneiden, zum dritten Mal - überhaupt nicht, gießen - stehenlassen, strotzen - abblühen, wieder da - weg. Man gewinnt den Eindruck, als würde das Blumengießen dieses Gegensatzpaar auf bevorzugte Weise ins Spiel bringen, als würde in dieser ´Gegensatzeinheit´ (Salber 1965, S. 281) eine bestimmte seelische Verfassung fabriziert, als würde entlang der Runde dieser Pflänzchen eine Grundgestalt herausmodelliert, die ihren Spaß hat am Aufgehen und Niedergehen. Eine Gestalt, die wir als *Jungbrunnen* typisieren. Nach Duden bedeutet Jungbrunnen einmal der Sage nach: Brunnen, dessen Wasser eine Verjüngung bewirkt, ewige Jugend verleiht. Zum anderen im übertragenen Sinne: etwas, was jemandem neuen Schwung, neue Kräfte verleiht (Duden 1994, Bd. 4, S. 1767).

Etwas von der oben beschriebenen Gegensatzeinheit klingt ebenfalls an in dem Sprichwort: "Brunnen, die immer Wasser geben, schätzt man nicht" (Wander 1867, Bd. 1, S. 490). Die Jungbrunnengestalt bringt sich selbst auf eigentümliche Weise hervor. Es ist, als ob das Hin und Her zwischen den beiden Gegensatzpositionen erst das Heranwachsen der Grundgestalt ermöglicht. In dieser Grundgestalt weist sich ein Grundverhältnis aus: *aufgehen - niedergehen*. Mit diesem allgemeinen Grundverhältnis hätten wir einen gemeinsamen Nenner, in dem alle Variationen und Explikationen aufgehoben sind. Mit diesem gemeinsamen Nenner ist gleichsam jenes Grundverhältnis auf den Begriff gebracht, welches als Schwungrad für die Produktion der Jungbrunnengestalt verantwortlich zeichnet.

Die Systematik von Haupt- und Nebenfiguration läßt sich an diesem Beispiel nun wie folgt explizieren:

- Aufgehen mit all seinen Varianten, mit all seinen Gefühlsimplikationen stellt in unserem Beispiel die Hauptfiguration dar. Es ist der Hauptvertreter in Sachen Blumengießen. Es soll mehr werden, auswachsen, oft erscheinen, ewig spenden, prahlen und strahlen und immer wieder neu ´da´ sein. Aufgehen repräsentiert die Figuration, auf die sich der ganze Aufwand des Blumengießens zentriert.

Grundverhältnisse in Figurationen 133

- Niedergehen repräsentiert dagegen die Nebenfiguration, es expliziert sich in weniger, abwärts, zurück, gar nicht, stehenlassen, wegmachen. Gerade diese scheinbar negativen Bewegungen bergen eine Wendung in sich. Nebenfiguration ist nicht gleichzusetzen mit Nebensache, sie ist eher das Ferment für die Verwandlung zu etwas anderem hin. Sie wirkt im Stillen, ist eher unscheinbar, als wolle sie übersehen werden, sie wartet ab, bis ihre Zeit gekommen ist, um dann an einer entscheidenden Wende mitzuwirken. Bisweilen tritt sie aggressiv auf.
- Diese Wende, dieser Stellenwechsel, diese Rotation der ganzen Grundfigur, dieser Übergang, diese Drehung vollzieht sich mittels eines Blickes auf die Hyazinthenzwiebel und findet ihren Ausdruck in dem Konjunktivsatz: "...einfach ein kleiner Schubs...und sie würde wieder...." Hier in dieser neuen Blickrichtung vollzieht sich auch eine neue Logik: neu werden geht zugleich über Aktivitäten des Spendens als auch über eine entscheidende Abwendung davon, indem man darauf vertraut, daß da auch was von selbst weitergeht.
- Da, wo die Runde der Pflänzchen zu Ende scheint, geht der Blick in eine andere Richtung. Eine andere Alltagsform kündigt sich an, andere Alltagstätigkeiten melden sich an und wollen ihren Figurationen auch eine Chance geben. Die Jungbrunnengestalt als Ganzes hat eine Drehung erfahren und verwandelt sich in eine andere Gestalt, Reste der vorherigen mitaufgreifend (Salber 1982, S. 222).

Zusammenfassend: Die Systematisierung nach Haupt- und Nebenfiguration fundiert sich zunächst in einer gelebten Grundgestalt (Grundfigur). Diese lebt sich aus und kommt zu sich selbst in einer Hauptfiguration und in einer mit dieser in einer Gegensatzeinheit liierten Nebenfiguration. Dieses Bündnis läßt sich als ein Grundverhältnis auf den Begriff bringen. In der Hauptfiguration ist der größte Aufwand fundiert, die Nebenfiguration repräsentiert die notwendigen Gegenläufe. Ein stetiger Stellenwechsel innerhalb der Gegensatzeinheit bringt die gesamte Grundfigur in eine Rotation. Die Grundfigur erweist sich als Drehfigur (Salber 1989, S. 91 ff.).

Es vollzieht sich ein Stellenwechsel gleichzeitig auf zwei Ebenen: einmal geht es andauernd hin und her innerhalb des Blumengießens, zugleich und gerade dadurch gerät die ganze Grundfigur in eine Transformation. So gesehen entsteht der Eindruck, daß die auf das Blumengießen folgende Alltagsbeschäftigung (z. B. die Waschmaschine anstellen) aus einer immanenten Notwendigkeit der transformierten Blumengießenfiguration erwächst und daß die Frage - wenn es eine solche überhaupt geben sollte - 'was mache ich als nächstes?' von dem Selbstregulativ der vorigen Gestalt ohne unsere Mitsprache schon vorweg entschieden und richtungsweisend beantwortet sei; wie von selbst.

Anwendung der Systematik auf das Verfahren Musiktherapie

Die Lehre von den Drehfiguren mit ihren Haupt- und Nebenfigurationen, mit ihren Grundverhältnissen und Stellenwechseln, das alles bildet nun einen 'Perspektivenapparat' (Dürer) in der psychologischen Behandlung. Was für Bilder der Kunst gilt, läßt sich wiederfinden in den materialen Medien der Musiktherapie. Von der Malerei hieß es: "Stricheleien und Farbflecken formen (ein) in sich zusammenhängendes Etwas aus, weil Seelisches sich von vornherein in Bildern organisiert; alles wird in Leben übergreifende Figurationen eingefügt" (Salber 1983, S. 45).

Für unseren Zweck wichtig sind die Stichworte *in sich* und *alles*. Die Grundverhältnisse, die diese das Leben übergreifende Figurationen in Schwung halten, sind in allem in sich wirksam. Wir sahen, daß sie wirksam sind in Kunstwerken (Märchen), sie sind es in der luxuriösen Unzähligkeit unserer Alltagstätigkeiten. Die Grundverhältnisse unserer Tagesläufe gehen doppelt und dreifach 'gebrochen' in die Nachtfigurationen über und liegen uns morgens wieder vor als rätselhafte Undinge. Und schließlich sind jene Grundverhältnisse wirksam, z. B. in den gemeinsamen Improvisationen der Musiktherapie. 'Stricheleien' und 'Farbflecken' in der Malerei, 'Geklimper' und einfach 'drauflos spielen' in der Musiktherapie. Denn auch letztgenannte Tätigkeiten formen eine zusammenhängende Klanggestalt aus. Es sind vor allem diese improvisierten und improvisierenden Suchbewegungen beim Klimpern, die uns eine das Leben übergreifende Figuration zuspielen. 'Vor allem' noch in einem anderen Sinne: vor allem Denken, Fühlen und Wollen. "Die Logik der Figurationen ist der Formenbildung immanent, vor jeder Reflexion" (Salber 1983, s. auch Salber 1959, S. 100 ff.). Bei dem Beispiel der gemeinsamen Improvisation bleibend, kann man diese als ein *unreflektiertes Handlungsgefüge* auffassen. Unreflektiert allerdings im Sinne von: *vor jeder Reflexion*, der Reflexion zugänglich und durchaus sinnstiftend. Die Figuration, die in diesem improvisierten Handlungsgefüge wirksam ist, ist zugleich eine das Leben dieses Patienten übergreifende. So lautet unsere Arbeitshypothese.

Grundverhältnisse in Figurationen 135

Ein weiterer grundlegender Gedanke soll hier noch Erwähnung finden. Die Alltagsverhältnisse sind *allgemeine Verhältnisse*, d. h., sie sind so etwas wie universale Kultivierungsverhältnisse. Das Aufgehen - Niedergehen, wie wir es im Blumengießen vorfanden, ist zunächst ein banales Alltagsverhältnis. Es kann offenbar beim Blumengießen seine besondere Logik ins Werk setzen. Zugleich weist dieses Grundverhältnis über jenes persönliche, konkrete, dort und damals stattgefundene Ereignis hinaus. Es öffnet den Blick für Auf- und Niedergang aller Kultivierungsgestalten. Im Hinblick auf die Handhabe und Interpretation der gemeinsamen Improvisationen mit Patienten - um bei diesem leitenden Beispiel zu bleiben - führt dies zu folgenden Perspektiven:

Die musikalischen Verhältnisse, die das Wirkungsgefüge der Improvisationen etablieren, verweisen letztendlich auf allgemeine Verhältnisse der sonstigen Wirklichkeit im doppelten Sinne. Sie verweisen auf das Leben des Patienten übergreifende Grundverhältnisse und ermöglichen auf diese Weise einen legitimen und plausiblen Austausch zwischen musikalischen Daten und anderen Materialien der Behandlung (Übertragung, Einfall, Traum). Mehr noch: Dieser Bezug auf allgemeine Grundverhältnisse legt einen für Therapeut und Patient nachvollziehbaren Austausch zwischen Musiktherapieereignissen und dem sonstigen Alltagsleben nahe. Zum anderen weist der individuelle Störfall im Umgang mit den Grundverhältnissen auf die Störungsanfälligkeit unserer Kultivierungsformen schlechthin hin. Das individuelle Leid verweist unmißverständlich auf ein es übergreifendes allgemeines ´Unbehagen in der Kultur´ (Freud 1930, Salber 1973). Auf diese Weise läßt sich ein Übergang begehen von einer Krankheitslehre zu einer allgemeinen Kulturpsychologie.

Die Haupt- und Nebenfiguration, welche die gemeinsame Improvisation immanent organisiert, verweist übergreifend auf die innere Logik eines jeweils ganzen Lebensbildes, auf jenes geliebt-gehaßte Bild, um das sich ein ganzer Lebenslauf zentriert. Die Grundverhältnisse und ihre lebensgeschichtlich gewachsenen, individuell verschiedenen Explikationen verweisen auf das Bild, das wir uns hauptsächlich vom Leben machen. "In der Haupt- und Nebenfiguration gestalten wir die Probleme der Verwandlungs-Richtung aus, die unserem Leben Sinn verspricht... Die Nebenfiguration läßt verspüren, daß nicht alles ganz genau in die Bewegungen des Bildes der Hauptfiguration paßt... Sie (die Nebenfiguration) fordert dazu auf, einen anderen Blick zu riskieren und die Sache einmal anders anzupacken als bisher" (Salber 1987, S. 49). Die Nebenfiguration neigt dazu, unser Leben zu beunruhigen, und bringt vielfach Ärger mit sich. Allenthalben versuchen es die Menschen mal mehr mal weniger, die Lebensrechte ihrer Nebenfigurationen zu negieren, ihr

Wirksam-Werden zu vereiteln. Die Folgen solcher Stillegungsversuche bilden dann die Beschäftigung der Psychotherapie. "Es ist lebenswichtig, daß zwischen den beiden Figurationen ein Stellenwechsel möglich ist, so daß wir uns auf andere Verwandlungs-Formen einlassen können" (Salber 1987, S. 49, s. auch Rascher 1993, S. 144 ff.).

Eine letzte Komplikation der Systematik von Haupt- und Nebenfiguration soll hier noch angesprochen werden. Wenn man davon spricht, einen anderen Blick zu riskieren, oder davon, etwas einmal anders anzupacken, dann geht man eo ipso davon aus, daß es so etwas wie einen gewohnten Blick und eine evidente Art, die Dinge anzupacken, gibt. Diese gewohnte Theorie und Praxis ist lebensgeschichtlich gewachsen und macht den Typus unserer Haupt- und Nebenfiguration aus. Alles läuft immer wieder in diese Richtung und sucht die Wirklichkeit nach dieser *festen Ausrichtung* (Salber 1980, S. 105) umzubilden. Aber: Ebenso wie wir eine solche Hauptrichtung zu verfolgen suchen in allem, was wir tun und lassen, genauso stur leben die mannigfaltigen Alltagsformen *ihre* Hauptrichtung. Eine Alltagsform, einmal als handelnde Einheit betrachtet, setzt auch ihre oft über Jahrhunderte gewachsene Ausrichtung durch, sozusagen gegen den Willen der Menschen. Wir haben also auf der einen Seite ´uns selbst´ und auf der anderen Seite die als Banalitäten heruntergestilisierten Alltagsformen. Beide sind auf gegenseitigen Austausch angewiesen. Ihrer beider Richtungsdrängen belebt, unterhält und kultiviert die Wirklichkeit. Besser gesagt: "Die Verhältnisse, die die Alltagsformen bewegen, entsprechen den Verhältnissen, die die verschiedenen Verwandlungs-Richtungen bestimmen, in denen wir jeweils eine Kultivierung von Wirklichkeit auf Zeit anstreben, die durch das Wort ´Persönlichkeit´ auf den Punkt gebracht werden soll" (Salber 1989, S. 216). Was für Alltagsformen gilt, trifft auch auf Kunst-Formen zu. So haben musikalische Improvisationen ihre eigene Richtung (s. auch Leikert 1990, S. 27 ff.). Weil wir die eigene Richtung einer Improvisation als Kunst-Form mit ihrem eigenen Verwandlungs-Leben hören und sehen gelernt haben, verstehen wir unser Staunen darüber, was alles von dieser Richtung abweichen will.

In der gemeinsamen Improvisation mit psychosomatischen Patienten zum Beispiel haben wir es mit einer *gestörten Formenbildung* zu tun (s. Grootaers/Rosner 1995, in diesem Heft S. 146 ff). Wir geraten beim Mitspielen in ein Wirkungsgefüge mit doppelter Richtung: einmal lockt uns anfangs das Verwandlungsversprechen der ersten Töne, bald aber werden wir daran gehindert, davon weggezerrt in eine seltsame andere Richtung, die uns im Hinblick auf eine zu erwartende Richtung wie eine Störung vorkommt. Aus dem seltsam verformten Verhältnis zwischen der Verwandlungsrichtung der Improvisation und der eigenwilligen Richtung des Patienten schließen wir auf sein aktuelles Verwandlungsproblem (s. Fallbeispiel S. 147 ff). Auf den Alltag zurückbezogen läßt sich diese ´Sachlage´ auf ein Bild bringen: Unser Alltagsleben ist ein *Tanz* mit den Richtungen der Alltagsformen: da geht es rund, das ist toll, es gelingen uns glückliche Augenblicke, zugleich ist das komisch, nicht ohne Risiken, aber nur so scheinen wir zu uns selbst zu finden (Odyssee). Öfter verhakelt sich unser Leben mit dem der Alltagsformen, aus Tanz wird Kampf und Krampf (Iliade), wir verlieren die Orientierung, wir drehen durch. "Eine Behandlung lebt davon, daß der Entwicklungsprozeß, der einer Verwandlungs-Richtung der Wirklichkeit folgt, aus seinen Selbstbehinderungen (Zwang) herauskommt und eine neue Wendung nimmt" (Salber 1989, S. 217). Dies gilt sowohl für die Formen der Alltagsbehandlung wie für klinische Behandlungen.

Literatur

Duden (1994): Das große Wörterbuch der deutschen Sprache. Dudenverlag, Mannheim

Freud, S. (1930): Das Unbehagen in der Kultur. Gesammelte Schriften, Bd. 12, 29, Wien

Grootaers, F. G. (1985): Gruppenmusiktherapie aus ganzheitlicher Sicht. In: Musiktherapeutische Umschau, Bd. 6, Heft 1, Fischer, Stuttgart

Grootaers, F. G.; Rosner, U. (1995): Kunst- und Musiktherapie. (s. vorliegenden Band, S. 139 ff)

Leikert, S. (1990): Musik - Die Lust am Zuviel. In: Zwischenschritte, 9. Jahrg., 2 , Köln

Rascher, G. (1993): Zum Figurationswechsel im Beratungsprozeß. In: Entschieden psychologisch. Festschrift für Wilhelm Salber. Bouvier, Bonn

Salber, W. (1959): Der psychische Gegenstand. Bouvier, Bonn

Salber, W. (1965): Morphologie des seelischen Geschehens. Henn, Ratingen

Salber, W. (1973): Das Unvollkommene als Kulturprinzip. In: Zeitschrift für klinische Psychologie - Psychotherapie 21 / 2, Ferdinand Schöningh, Paderborn

Salber, W. (1977): Kunst-Psychologie-Behandlung. Bouvier, Bonn

Salber, W. (1980): Konstruktion psychologischer Behandlung. Bouvier, Bonn

Salber, W. (1983): Psychologie in Bildern. Bouvier, Bonn

Salber, W. (1985): Tageslauf-Psychologie. In: Zwischenschritte, 4. Jahrg., 2, Köln

Salber, W. (1987): Psychologische Märchenanalyse. Bouvier, Bonn

Salber, W. (1989): Der Alltag ist nicht grau. Bouvier, Bonn

Wander, K. F. W. (1867): Deutsches Sprichwörter-Lexikon. Akademische Verlagsgesellschaft Attenaion, Kettwig

Kunst- und Musiktherapie

Kombinierte Gruppenpsychotherapie im stationären Aufenthalt

Frank G. Grootaers / Ulrike Rosner

Informationen zum Rahmen der Behandlung
Das Stichwort der musikalischen Fachtagung vom 14.-16. April 1994 in Frankfurt/M. *Morphologie praktisch* war zugleich eine unbeabsichtigte Einladung an die beiden Autoren, tatsächlich den Versuch zu machen, ihr kombiniertes Gruppenwerk (Kunst- und Musiktherapie), wie es sich praktisch abspielt, dem Fachkollegium vorzustellen. Unsere kombinierte Gruppenarbeit besteht seit 1990 und findet statt im Fachkrankenhaus Psychosomatische Medizin in Bad Honnef (Ltd. Arzt: Dr. Vandieken).

Die Gruppe nimmt in der Regel acht Patienten auf. Die Dauer der Gruppenbehandlung beträgt mindestens sechs bis zu etwa zehn Wochen. Die Frequenz der Gruppensitzungen war zum Zeitpunkt des Vortrags zweimal Kunsttherapie, zweimal Musiktherapie pro Woche; flankiert wird die Behandlung von einer gemeinsamen Besprechung der beiden Behandler. Der Ausgangspunkt dieser Besprechung ist eine gemeinsame Beschreibung und Rekonstruktion der gemalten Bilder. Die Ergebnisse dieser Besprechung werden in Austausch gebracht mit den Grundverhältnissen aus der Musiktherapie.

Bevor der Patient in die Gruppe kommt, werden mehrere sogenannte Anfangsgespräche geführt. In den Anfangsgesprächen der Musiktherapie findet eine gemeinsame Improvisation zwischen Patient und Therapeut statt. Diese Improvisation wird in mehreren Schritten bearbeitet, und zwar so, daß aus ihr seelische Grundverhältnisse herausgehoben werden. Diese Grundverhältnisse dienen den Therapeuten als psychologischer Leitfaden während des weiteren Behandlungsverlaufs in der Gruppe. Implikationen, Variationen und Explikationen dieser Grundverhältnisse tauchen sowohl in der Gruppenmusik als auch in den gemalten Bildern auf und werden den Patienten nahegebracht. Ebenfalls werden die aufkommenden Themen der einzelnen (erzähltes Leid) in diesen Zusammenhang gerückt.

Während in der Eins-zu-eins-Situation des musiktherapeutischen Anfangsgespräches die Grundverhältnisse eines jeden einzelnen Patienten erhoben werden, werden in der Kunsttherapie fortlaufend Einzelbilder ohne Angabe eines Themas gemalt. Auf diese Weise entstehen dort im Verlauf der ganzen Behandlung Bilderserien und machen auf exzellente Weise eine ausgedehnte Gesamtfiguration (Seelenlandschaft) beschaubar. Eine solche Serie wird auch hier vorgestellt.

Ein methodisches Problem, welches mit diesem Vortrag zur Diskussion angeboten wird, ist die Wechselwirkung zwischen den individuellen Grundverhältnissen eines jeden Patienten in der Gruppe und dem seelischen Geschehen der Gruppengestalt als Ganzem. Wir werden am Ende des Vortrages eine Typisierung dieser Wechselwirkung vorschlagen als Ansatz für die Diskussion. Wir wollen, ausgehend von einer Einzelfalldarstellung, zu einem Konzept kombinierter Gruppentherapie kommen.

Die Einzelfalldarstellung aus der Musiktherapie

Zunächst der Einstieg in die Behandlung: Die Patientin ist zur Zeit der Behandlung etwa Mitte dreißig, beruflich als Angestellte tätig und steht vor einer lebenswichtigen privaten Entscheidung. Sie beklagt sich darüber, daß sie am Ende ihrer Kräfte sei und verwirrt aufgrund der bevorstehenden Veränderung.

Es folgte im Vortrag die auf Tonband gespielte gemeinsame Improvisation zwischen Patientin und Therapeut. Einige typische Stellen (Problemstellen) wurden detailliert herausgehoben und exemplarisch am Klavier, sozusagen in Zeitlupe, vorgetragen und beschrieben. Dieser illustrative Teil muß hier leider entfallen. Der Inhalt wird aber im weiteren Textverlauf dargestellt.

Gemäß der morphologischen Systematik in Haupt- und Nebenfiguration (Salber 1985, 1987, 1989, 1991) läßt sich diese erste Improvisation wie folgt rekonstruieren: Die Hauptfiguration setzt sich ins Werk als eine fortwährende Harmonisierungsgestalt. Da wird systematisch auf Entschiedenheit verzichtet. Wenn im Geschehen etwas auseinanderdriftet, wird eben dieses Auseinander durch Angleichung wieder eingeholt. Die scheinbar gefährliche Distanz, welche entstehen wollte, wird gekittet. Die Nebenfiguration macht sich bemerkbar als ein Drängen auf Ausbruch und Abschluß, als ein Entschwindenwollen aus der Harmonieklammerung. Zugleich bedeutet dieses Drängen den Versuch, etwas in Gang zu setzen ohne Rücksicht auf andere(s). Sowohl die Haupt- wie die Nebenfiguration, die sich hier ins Bild setzen, drehen um ein allgemeines Grundverhältnis:

Harmonisieren - Herausgehen.
Einige Bemerkungen zum Bedeutungsfeld dieser beiden Stichwörter:

Harmonisieren betont den Vorgang, verschiedene Tendenzen in Einklang bringen bzw. etwas harmonisch gestalten zu wollen und Verschiedenes aufeinander abzustimmen. Harmonisieren läßt Bemühung um Übereinstimmung erkennen.

Herausgehen; Duden: "von dort drinnen hierher nach draußen", auch aufzufassen als ein Aus-sich-Herausgehen. Das Für-sich-etwas-in-Gangsetzen-Wollen, wie oben beschrieben, setzt somit ein Aus-sich-Herausgehen voraus. Herausgehen hat zu tun mit Sich-aus-etwas-Lösen, Sich-von-etwas-Entfernen. Es hat weiter zu tun mit etwas entfernen bzw. entfernen lassen, so wie man einen Fleck entfernt.

Soweit das umgangssprachliche Umfeld der beiden Stichwörter.

Die Patientin demonstriert in der gemeinsamen Improvisation eine typische Problematik im Umgang mit Harmonisieren und Herausgehen. Die Improvisation setzt eine *gestörte Formenbildung* ins Werk. Das möchte ich anhand der Kommentare der Patientin zu der gemeinsamen Improvisation detailliert darlegen:
Nach ihrem Eindruck befragt, sagt sie:

Patientin: "Ich habe, glaube ich, ganz automatisch versucht, mit Ihnen in Harmonie zu bleiben, oder? Ab und zu ist mir das gelungen, aber ich glaube, unbewußt, nicht wahr?"
Therapeut: "In Harmonie bleiben, Sie mit mir oder ich mit Ihnen?"
Patientin: "Ja, das ist die Frage, auf jeden Fall war da so eine Bestrebung *(kleine Pause)*, ich kann sagen, vom Klavier aus."

Im weiteren Verlauf fragt der Therapeut, wie das mit dem Ende des Stückes gewesen sei. Patientin: "Ich hatte das Bedürfnis, das Stück noch abzurunden. Wie Sie da aufgehört haben, hab´ ich mich gefragt, ob ich jetzt (auch) aufhören muß. Dann hatte ich aber das Bedürfnis, noch ein paar Noten (weiter) zu spielen."

Wir fragen uns jetzt, worin das Problem liegt, und wir fragen zunächst: Liegt hier ein musikästhetisches Problem vor? Um diese Frage zu beantworten, befragen wir das Klavier. Was nimmt das Klavier wahr beim Spielen? Auf das Tonband bezogen fällt auf, daß das Klavier viel früher schon als das tatsächliche Ende des Stückes darauf zu drängen scheint, einen Schluß zu finden. Es drängt in wiederholter Weise auf kadenzierende Schlüsse. Aber es kommt jedesmal anders. Weder gelingt ein gemeinsamer Schluß noch führt es in etwas anderes hinein, was man normalerweise erwarten dürfte. Dies ist ein musikalisches Problem. Durch korrigierende Hinweise oder kompositorische Eingriffe könnte man dies schnell lösen. Eine *Eingriffsbehandlung* (Salber 1980, S. 29) dieser Art ist aber nicht unsere Absicht. Wir lassen uns auf diese problembeladene musikalische Logik eine ganze Weile ein. Wir studieren ihre seltsame, verkehrte Wendung und wenden uns ihr zu wie zu einem kostbaren Fund, dessen Herkunft wir noch nicht kennen. Wir wollen diese verkehrte Logik vorerst richtig kapieren, indem wir sie uns im Spiel praktisch aneignen (vgl. auch Lorenzer 1970, S. 215-229).

Was an einer Kunstakademie unterlassene Unterweisung bedeutete, bedeutet hier, sich über eine verborgene Logik schlau machen. Was vom künstlerischen her ästhetische Empörung hervorrufen würde, weckt von unserer Seite psychologische Verwunderung und therapeutisches Interesse. Denn dieses Problem hat eine *feste Ausrichtung* (Salber 1980, S. 105). Mit seiner Wiederkehr - in Ton und Bild - kehrt zugleich der Verweis auf einen verfehlten Übergang zurück.

Intermezzo

An dieser Stelle ein paar Erläuterungen zur Psychologie dieser kunstästhetischen Probleme. Wir begnügen uns in der Therapie bekanntlich nicht mit der Feststellung kunstästhetischer Probleme, sondern übersetzen in psychologische Probleme. Diese Übersetzung soll zutreffend sein. Eine erste Hypothese zur Überleitung vom Musikalischen zum Psychologischen wäre: Die gemeinsame Improvisation ist ein gemeinsam hergestelltes, *unreflektiertes Handlungsgefüge*. Damit ist zum einen gemeint: dieses unreflektierte Handlungsgefüge ist mehr und anders als jede Reflexion über dasselbe, es ist da und wirksam *vor* jeglichem Denken. Zum anderen ist mit unreflektiert gemeint: ohne viel Überlegung, ohne viel Nachdenken. Im bürgerlichen Leben würde man sagen: "Entschuldigen Sie, ich habe unüberlegt gehandelt." Diese Entschuldigung entfällt bei der gemeinsamen Improvisation. Das hängt mit folgendem zusammen: Etwas sagen, ohne viel nachzudenken, kann bisweilen ganz harmlos ausgehen. Gemeinsam etwas tun, also Handeln, ohne viel zu überlegen, ist von vornherein explosiv, weil es einem Handgemenge gleichkommt. Anders als beim Reden, wo ein Wort das andere ergibt, greifen hier Handlungsvollzüge ineinander über, gehen Hand in Hand, stoßen sich ab, ziehen sich an. Das Handlungsgefüge ist in unserem Falle zugleich musikalisches Gefüge und ist somit einer anderen Logik unterworfen als z. B. ein Liebesakt oder eine Straßenschlacht. Wir verfehlen, meine ich, die Logik der gemeinsamen Improvisationen sowie die Logik gemalter Bilder, wenn wir sie zu erklären suchen mit einer Verdrängungs- bzw. Sublimierungstheorie.

Die gemeinsame Musik ist weder ohne weiteres sublimierte Libido noch letzten Endes sublimierte Destrudo, noch liegt ihr ausschließlich ein verdrängter infantiler Wunsch zugrunde. Wir verfehlen ebenfalls die allgemeine Logik dieses unreflektierten Handlungsgefüges, wenn wir sie gänzlich aufzulösen versuchten in interpersonelle Beziehungsmuster oder in Mann-Frau-Figurationen. Es wird bisweilen versucht, die Phänomene der Kunsttherapien in den gängigen Krankheitslehren unterzubringen. Und schließlich: Ebenso würden wir unser Sehen und unser Denken bornieren, wenn wir die Phänomene der Kunst- und Musiktherapie ausschließlich zu erklären versuchten mit Kategorien von Spiel, Kreativität oder von Kunst. Was wir vorfinden, sowohl in den Improvisationen als auch den gemalten Bildern, sind *Verhältnisse in Tätigkeit* (Salber 1989 S. 169-171).

Damit öffnen wir den Blick für eine übergreifende Kategorisierung, die in der Lage ist, die eben beschriebenen partikulären Einordnungsversuche aufzugreifen. Wenn wir tätige Verhältnisse bei unseren Beschreibungen hervorheben, gelangen wir zu *übergreifenden Figurationen* (Salber 1983 S. 44-46). Dabei stoßen wir auf allgemeine Verwandlungsrichtungen, die dafür sorgen, daß die Improvisation oder die Bildserie in Drehung gerät, normalerweise. Wir haben es bei den Improvisationen sowie den gemalten Bildern mit einer *Drehfigur* zu tun (Salber 1989 S. 91-96).

Das Besondere aber dieser Drehfigur ist ihre Gestörtheit. Es sind *gestörte Drehfiguren*, die eine gestörte Formenbildung zum Ausdruck bringen, die aber in ihrer Störung auf die verfehlte Verwandlung verweisen. Es sind "verfestigte Tendenzen von Lösungsformen" (Salber 1973 S. 212). In Wiederkehr des Problems zeigt sich seine Lösung. Diese gestörte Drehfigur weist in ihrer Störung hin auf ein ungelöstes Verwandlungsproblem. Die Explikationen dieses Verwandlungsproblems finden wir wieder in den Symptomen, in den Liebes- und Arbeitsbeziehungen, in den Träumen, im gemeinsamen therapeutischen Werk. Gestalt und Qualität der Übertragung und der Gegenübertragung finden ihre Begründung in dieser gestörten Drehfigur. Sie, die gestörte Drehfigur, ist die "feste Ausrichtung", mit der wir in allem rechnen können.

In den gemalten Bildern wird in der Regel die Drehfigur erst komplett, wenn man eine ausreichende Serie von Bildern aufeinander beziehen kann. Bei der gemeinsamen Improvisation dagegen muß man das (Klavier-)Spiel des

Therapeuten unbedingt bei der Rekonstruktion der Drehfigur mitberechnen, damit einigermaßen gewährleistet ist, daß alle Werkfaktoren Berücksichtigung finden. Oft - wie im vorliegenden Fall - zeigt sich die verwandlungsträchtige Nebenfiguration erst in bestimmten Zügen des Spiels des Therapeuten.

In dem vorliegenden Fallbeispiel: Es möchte aus etwas herausgehen, auf etwas anderes hinaus, aber das Abrunden und Weiterfummeln an den Schlüssen setzt sich als tyrannische Hauptfiguration immer wieder durch. Auf die Frage, von wem nun die Harmonisierung ausging, vom Klavier oder vom Metallophon, antwortet die Patientin nach einigem Zögern: "Auf jeden Fall war da so eine Bestrebung,... ich kann sagen, vom Klavier aus." Dies widerspricht auf den ersten Blick dem Erleben des Therapeuten, der darunter litt, daß es irgendwie nicht aufhörte bzw. daß es nicht auch mal anders wurde. Aufhören-Wollen und mal Anders-Werden werden in ihrem aufdringlichen Drängeln selbst zu einer Art Harmonisierung: als Bemühung um Übereinstimmung in einem Schlußakkord oder in Übereinstimmung einer gemeinsamen Ausbruchstendenz. So gesehen verfolgen beide Instrumente eine gegensätzliche und zugleich gleiche Tendenz. In dem Wort Abrunden steckt somit zunächst unerkannt und doch offen das ganze Problem. Genauso ist es mit dem Bedürfnis, noch ein paar Noten (weiter) zu spielen. Bei genauerem Hinhören und Zuordnen der weitergespielten Töne erweisen diese sich als solche, die eher von einer Abrundung wegführen. Sie eröffnen naiv und harmlos den Weg ins Ich-weiß-nicht-Wohin.

Zusammenfassung

Abrunden und Weiterspielen in einem sind ein Verweis sowohl auf das Verwandlungsproblem der Drehfigur als auch auf das Nicht-Finden einer Verwandlungsrichtung. Die drängende Bildlogik der Drehfigur wird *in einem* befolgt und entkräftet. Die Drehfigur braucht sich nicht zu drehen. Ihre Logik hat sich verkehrt und wendet sich gegen jegliche Transfiguration. Eine verfehlte Richtung.

Mit dieser Problematik kommt die Patientin nun in die kombinierte Kunst- und Musiktherapiegruppe. Wir werden anhand einer *Bilderserie* studieren können, wie die soeben beschriebene Drehfigur im Laufe der Behandlung anfängt, wieder zu sich zu finden.

Die Bilder der Patientin

"Eine ganze Reihe von Träumen, die sich durch Wochen oder Monate zieht, ruht oft auf gemeinsamem Boden und ist dann im Zusammenhange der Deutung zu unterwerfen. Von aufeinanderfolgenden Träumen kann man oft merken, wie der eine zum Mittelpunkt nimmt, was in dem nächsten nur in Peripherie angedeutet wird und umgekehrt, so daß die beiden einander auch zur Deutung ergänzen." (Freud 1900, Studienausg. Band II, S. 502)

Analog zum obengenannten Zitat werden die Bilder in ihrer Aufeinanderfolge vorgestellt, um die einzelnen Schritte der beschriebenen Drehfigur in Richtung Änderung anschaulich vorzuführen. Leserichtung der Bilder ist ihre Bildarchitektur sowie das verwendete Material, die kurz beschrieben werden. Auf eine Interpretation der Farbgebung wird zugunsten der Hervorhebung von Strukturen verzichtet. Die Titel der Bilder gab ihnen größtenteils die Patientin, oder sie kamen als Anregung aus der Gruppe.

Aufgrund des zu großer finanzieller Aufwandes wurde auf den farblichen Druck der Bilder verzichtet und mit Schwarz-Weiß-Kopien Vorlieb genommen. s. Abbildungen am Schluß dieses Artikels.

1. Bild: "In einem Strom schwimmen"
Format: 50 x 70 cm; weißes Papier
Material: Pastellkreiden, Farbpalette: hellgrün. hautfarben, rot, dunkelbraun

Obwohl hier das Pastell linear und zur Konturierung (und nicht flächig, damit fast atypisch) verwendet wurde, wirkt das Bild unentschieden und richtungslos. Die Mittenfigur büßt ihre zentrale Stellung ein, da die sie umgebenden Formen ihr angeglichen sind; sie hat kein eigenes Gesicht. Die Hauptfiguration - das ist die Hypothese - zeigt sich im Bild als Angleichen/Gleich-Machen mit dem Resultat von Eingebundensein. Der Kommentar der Patientin: "Harmonisch, nicht?" variiert noch einmal die Tendenz zur Harmonie und Übereinstimmung. Offen ist, ob der lineare Einsatz des Materials weiter wie eine Umlagerung und Einbindung verwendet wird oder - und das wäre die Nebenfiguration - sich in Richtung Abschirmen und Herauslösen durch Absetzen wendet. Beides lassen die roten Ketten längs der Mittenfigur zu.

2. Bild: "Blüte"
Format: 50 x 70 cm; weißes Papier
Material: Pastellkreiden; Farbpalette: blau, grau, hautfarben, rosa, rot

Das Bild zeigt eine zentrale Figuration, die wie eine Metamorphose der mittleren Figur des 1. Bildes wirkt. Damit ist ein Schritt hinaus aus einer einebnenden Umgebung getan. Zentrieren und Akzentuieren bahnen sich an (in der spinnenartigen roten Gestalt in der Mitte), wenn auch insgesamt das Verhaltene, Weich-(Ver-)fließende dominiert.

3. Bild: "Waage"
Format: 33 x 41 cm; gelb-getöntes Velourpapier (weiche Vorderfläche)
Material: Pastellkreiden; Farbpalette: grün, rosa, lila, schwarz, braun, hellblau, Sienabraun

Es konzentriert sich und schachtelt sich weiter auf: Als Detailvergrößerung der spinnenartigen Figur des vorigen Bildes läßt sich das ornamental wirkende Gebilde verstehen. Das Weiche ist im verwendeten Papier gebannt. Damit treten die Linien und der Mittelpunkt als Markierungen hervor; mit der Symmetrie ist eine klare Anordnung gegeben, allerdings eine, die keine Richtung zuläßt. In einer Spagatfigur wird das, was auseinandergeht und wegstrebt, zusammengehalten: ein spannungsvolles Gleichgewicht.

4. Bild: "Zellteilung"
Format: 50 x 70 cm; weißes Papier
Material: Pastellkreiden; Farbpalette: rosa, blau

Die Symmetrie ist beibehalten in spiegelbildlichen Verdoppelungen (Inversion der Farben). Die Spannung des 3. Bildes löst sich auf, indem sie aufgeteilt wird: Zwei in einem. In diesem Überkreuzverhältnis der Formen hat sich ihre Lage von einem Nebeneinander (1. Bild) hin zu einem Gegenüber - aber noch ineinander - gewandelt. Die Richtung ist weiter unklar, das Material ist immer noch Pastell.

5. Bild: "Einerseits - Andererseits"
Format: 50 x 70 cm; graues Papier
Material: Pastellkreiden; Farbpalette: weiß, rosa, pink, hellgrün, blau

Es hat sich geteilt! Die symmetrische Bildaufteilung ist aufgebrochen in zwei Bildseiten, statt alles eins - repräsentiert in einer Bildfiguration - gibt's nun Unterschiedliches. Neu ist damit auch die Richtungsfrage gegeben: Wohin geht's? Davonschweben, ungreifbar werden (linker und rechter oberer Bildteil) oder bündeln und Perspektive gewinnen (rechter unterer Bildteil; strauchartiges Gebilde)? Erinnernd an Herakles am Scheideweg scheint eine

Ent-Scheidung dargestellt, ein Wendepunkt eingeleitet. Aber noch immer Pastell.

6. Bild: "Wirrwarr"
Format: 70 x 100 cm! weißes Papier
Material: Wandfarben! Farbpalette: schwarz, rot

Welche Überraschung! Ein unerwarteter Material- und Farbwechsel, großes Papier. Schockierend wirken zunächst das Schwarz, rot besprenkelt, und die heftige Pinselführung. Ist hiermit der Schritt in eine entschiedene Richtung getan? Die Wende zum Expressiv-Explosiven (und nicht ins Depressive, wie man vielleicht wegen der Farbgebung vermuten könnte!) und damit zu Ausbruch und Ausdrücklichkeit legt dies nahe, jedoch ist die Vereinheitlichung durch die symmetrische Bildanordnung ein Rückschritt. Es steht also auf der Kippe, ob es sich dreht oder nicht, allen spontanen "Ah´s" und "Oh´s" entgegen.

7. Bild: "Kampf"
Format: 70 x 100 cm! weißes Papier
Material: Wandfarben; Farbpalette: lila, tannengrün, rot, lila, gelb

Es hat sich gedreht! Das große Format, das neue Material, der kräftige Pinselstrich und die spontane Geste setzen sich durch. Das Nebeneinander von Formen und Farben gerät gesteigert in ein Drunter und Drüber. Es wird gegensätzlich! Verschiedene Bewegungsrichtungen liegen im Wettstreit und damit ist Schluß mit der Harmonisierung. "Kräftig zulangen!", kommentiert die Patientin.

8. Bild: "Aufblühend"
Format: 50 x 70 cm, weißes Papier
Material: Wandfarben; Farbpalette: lila, tannengrün, gelb-orange

Der Schritt in die Vertikale ist die Fortsetzung der dominanten Bewegung vom 7. Bild hin zu einer klaren Richtung von unten nach oben, hin zu einer entschiedenen Farbgebung. Im Vergleich zum 1. Bild sieht man statt loser Formenwahl einen Zusammenwuchs, eins tritt deutlich aus einem anderen hervor, es gibt ein Nacheinander. Die Beschreibung hat sich um *Symbole* erweitert, *Pflanzliches* ist erkenn- und benennbar, die Formgebung hat an Eindeutigkeit gewonnen, eine Beruhigung ist eingetreten (wieder kleineres Format).

9. Bild: "Über sich hinausgehen"
Format: 50 x 70 cm; weißes Papier
Material: Wandfarben; Farbpalette: lila, tannengrün, gelb-orange

Zu guter Letzt rundet es sich ab. Es ist, als ob jemand sich herausstellt und sagt: "Hier bin ich!" und Gefallen gefunden hat an Andersartigkeit. Darauf mögen die zusammenhängenden, aber für sich stehenden Figurationen hindeuten. Die inhaltlichen Einfälle steigern sich ins Tierische hinein, wie zur Bestätigung einer gelungenen Drehung. Assoziationen zu weiteren Themen wie Weiblichkeit und Sexualität sind nicht ausgeschlossen (mit Blick auf die komplette Bildserie), jedoch wurden sie hier aus methodischen Gründen nicht aufgegriffen.

Zusammenfassung

Ausgegangen wurde von der Hauptfiguration, die sich in gleichbleibenden Farbtönen und im sanften wie verhaltenen Pastell manifestierte und als richtungsloses Angleichen qualifiziert wurde. Über eine ausbrechende Gestaltung (6. Bild) rückte in weiteren Schritten die Nebenfiguration ins Bild, die sich im Expressiven sowie in entschiedener Richtung ausdrückte. Die Entsprechung zum Alltag kündigte sich bereits während des Klinikaufenthaltes an, nämlich sich aus einer belastenden Situation zu lösen, die zur Aufnahme in die Klinik geführt hatte.

Versuch einer Typisierung des kombinierten Gruppenwerkes

Über Gruppentherapie ist viel geschrieben worden. Viele gute Rezepte werden in der Praxis angewandt. Über die Konstruktion kombinierter Gruppentherapie gibt es hingegen wenig Schrifttum. Darin liegt nun die Chance, sozusagen einmal unvoreingenommen eine erste Typisierung eines solchen Behandlungswerkes vorzunehmen. Unvoreingenommen heißt hier: einmal absehen von einer Krankheitslehre, von einer Kommunikationstheorie, von einer Beziehungspsychologie. Unvoreingenommen heißt zum anderen: die Konstruktion eines solchen kombinierten Gruppenwerkes in Austausch zu bringen mit Kultivierungsformen des Alltags und der Kunst. Da kam mir "Gestalt auf Reisen" (Salber 1991) entgegen. Einmal kann man das kombinierte Gruppenwerk mit den Zügen einer *Wanderung*, zum anderen mit dem Aufbau einer *Oper* zusammenbringen.

Kunst- und Musiktherapie 149

Die zu Beginn einer jeden Musiktherapiesitzung erklingende Gruppenimprovisation stellt sich so gesehen als Opernouvertüre heraus: In ihr sind keimförmig alle Themen und Leit(d)-motive enthalten. Das soll im folgenden an einer Serie solcher Ouvertüren demonstriert werden. Von einer Seite her betrachtet: Den Fahrplan einer solchen kombinierten Gruppe strickt sich die Gruppe selbst in der gemeinsamen Anfangsimprovisation. Es werden in ihr die machbaren Pläne angekündigt und auf den Weg gebracht. Als Witterung des Vorbewußten verweisen diese Improvisationen auf den Vorentwurf einer angefangenen Seelenoper und markieren zugleich die bevorstehende Fahrstrecke im Verlauf der gesamten Gruppenwanderung.

Die Bilder in der Kunsttherapie belehren uns darüber, um welche Sorte von Wanderung es sich hierbei handelt. Die bemalten Blätter kann man sowohl mit der Operngestalt als auch mit einer Reisegestalt zusammenbringen: Sie sind so etwas wie die Kulissen und die Dekors auf der gerade errichteten Bühne. Sie montieren ein interessantes Ambiente. Sie riechen nicht nur nach Plaka-Farbe, sondern auch nach Drama. Zugleich sind sie aber so etwas wie Reisephotos: Das sind wir. - Das haben wir gesehen. - Das bin ich, im Hintergrund der Vulkan. - Da machen wir eine Talfahrt. - Mutter und ich vor einem Bauwerk der Vergangenheit. - Unsere Männer vor dem zerstörten Heldendenkmal.

Beim Reisen sind Einsteigen und Umsteigen unumgängliche Tätigkeiten. Die Patienten einer solchen Gruppe steigen an sehr verschiedenen Stellen ein, nicht nur im zeitlichen Ablauf. Sie scheinen besser als die Therapeuten zu wissen, wann ihr Auftritt ist, wie lange die Proben gehen. Sie haben sehr unterschiedliche Reiseziele, demnach schleppen sie Unterschiedliches mit im Gepäck. Die Soliloquenten, die Rezitative, die Lamentationen, die Turbachöre, die Arien, sie alle handeln bald von favorisierten Themen. Zunächst kommen die wichtigen Themen, die üblichen Seelenlandschaften finden Beachtung. Schließlich kommt es zu Themen, die auch noch mitfahren, und zu Auftritten jener Figuren, die bislang eine Nebenrolle gespielt haben. Dann folgen Wegänderungen: anders Weitergehen. Die Reise im ganzen wird durch ein systematisches Umsteigen belebt: Musiktherapie, Kunsttherapie. Wie auf einer Drehbühne: Der Ort der Handlung wird gewechselt. Zwischendurch fällt der Vorhang - Pause -. Das sind die Gespräche und Überlegungen zwischendurch sowie die stillen Weiterführungen.

Zu den Themen und Inhalten noch eine Zwischenbemerkung: Die Themen kommen spontan, sind keimhaft in den Ouvertüren vorhanden. "Man kann (aber) nicht alle Wege zugleich gehen, genausowenig wie man alle Zwischenschritte auf einmal verfolgen kann... Der Weg zum Ganzen geht jedoch immer über eine entschiedene Sonderung, und das heißt, indem man an einer bestimmten Stelle konsequent einsteigt oder umsteigt" (Salber 1991 S. 38). Die Grundthemen verfahren nach dem Prinzip ´Pars pro toto´: Ein bestimmtes Instrument, eine entschiedene Fehlleistung, eine Traummitteilung, eine bestimmte Alltagserzählung, die gemalten Dinge auf den Bildern, das alles hilft einsteigen oder umsteigen. Vom gewohnten Trott in ungewohnte Zwischenschritte.

Die Bevorzugung bestimmter Themen sowie das vorübergehende Vermeiden anderer Themen ist nicht nur zu erklären mit den Mechanismen Verdrängung und Widerstand. Die psychologische Gruppenreise ist im ganzen eine ausgedehnte Gestalt, ein "System in Tätigkeit" (Grootaers 1985) mit ihrem eigenen komplexen Haushalt. Die Reisegestalt versteht sich selbst und weiß, wann etwas dran ist. Darauf haben Reiseleiter zu achten, wenn sie sich in die Pläne einmischen.

Die Themen einer Gruppe sind aber nicht gleichzusetzen mit dem Inhalt der Reise. Der Inhalt ist das Reisen selbst. Malen und Musik laden dazu ein. Und noch etwas: Der ganze Aufwand dieser Verwandlungsoper ist ernst und witzig zugleich. Natürlich sind die Themen, die aufkommen, lebensgeschichtlich verankerte Erlebnismorphologien: damit ist nicht zu spaßen. Sie sind keine erfundenen Geschichten wie in den Bildern der Kunst oder wie in den Libretti der Oper.

Die wahren Geschichten werden aber eingesetzt und geraten in Umsatz. Sie haben eine Funktion im Hinblick auf das Gelingen der Verwandlungsreise. Sie legen der Wanderung Stolpersteine in den Weg, bringen den Karren ins Rollen, versetzen die Truppe in Angst und Schrecken, provozieren ungeahnte Klemmen und Notlagen, an denen die Reiseleiter zu schaffen haben. Da kann einem schon mal das Lachen vergehen. Aber das ist gerade der Witz : "Dieses Auf und Ab, dieses Hoch und Nieder, dieses Zick und Zack - wie bei einer Wippe..." (Salber 1991 S. 72, 79).

Die wahren Geschichten sind die Schwungräder der Reise, gerade weil sie blockieren. Im Widerstehenden zeigt sich, was auch noch sein Recht fordert. Es ist wie auf einer Bühne, wie im Theater, und es ist doch kein Theater. Die Patienten simulieren nicht, sie lassen sich schon ernsthaft auf das Spiel dieser Verwandlungsreise ein. Und die Therapeuten bleiben ernst, trotz aller Komik, die ein solches Geschehen notwendigerweise auch hat; und das ist auch wiederum komisch. Sie lachen an Stellen, wo Patienten todernst sind und bleiben ernst, wo die Truppe tollt.

Ein Beispiel

Im folgenden wird eine Übersicht eines Gruppenverlaufs geschildert, und zwar die musiktherapeutische Hälfte. Es handelt sich um einen Verlauf von 10 Wochen mit jeweils zwei Sitzungen Musiktherapie. Es ist ebenfalls der Zeitraum, aus dem das Einzelfallbeispiel entnommen wurde (siehe oben). Es werden in der Darstellung erst die Leitmotive der gemeinsamen Anfangsimprovisation (Ouvertüre) knapp beschrieben und dann die besprochenen Themen in einer Kurzformel als Wochenthema zusammengefaßt. Das Hin und Her des Gruppengeschehens wird in den Vordergrund gestellt. Auf diese Weise wird die eigentümliche Seelenreise (Drehfigur), die sich in diesem Hin und Her ausgebildet hat, beschaubar gemacht.

1. Woche

Ouvertüre: Hektik ist im Spiel, und Schreckliches kündigt sich an: eine Hinrichtung. Zugleich klingt mehr Leben an.

Wochenthema: Es soll Schluß sein mit den Vorstellungen (Hinrichtung). Die anderen sind mir egal (mehr Eigenleben).

2. Woche

Ouvertüre: In harmonischer Einheit geht es vor und zurück. Dann: ein Vulkan! Das Herz schlägt schneller.

Wochenthema: Lospowern, ja! Aber wie?

3. Woche

Ouvertüre: Hier eine Mauer, dort Zusammenhalt. Bevor eine Stimme sich erhebt, dümpelt es seicht dahin.

Wochenthema: Wir wollen auch mitkommen, nieder mit den Hemmungen (Mauer), den Kreis ganz machen.

4. Woche

Ouvertüre: Andere übertönen und wild werden!
Wochenthema: Die Frauen: Wir sind unseren Müttern überlegen.

5. Woche

Ouvertüre: Da gefällt was: düster, wild und schön. Oder lieber doch brav bleiben?
Wochenthema: Die Männer (als Problem der Frauen).

6. Woche
Ouvertüre: Alles auf einmal oder gar nicht.
Wochenthema: Die Probleme der Männer mit anderen Männern. Eifersucht und Liebe?

7. Woche (Drehpunkt)
Ouvertüre: Aufbrausen, es geht richtig los. Alles ausprobieren!
Wochenthema: Entschiedene und entscheidende Aussprachen werden gemacht. Eine neue Richtung ist eingeschlagen.

8. Woche
Ouvertüre: Volksaufruhr (Kriegstrommel) zum einen, Auf-der-Stelle-Bleiben zum anderen.
Wochenthema: Die neue Richtung (siehe oben) bringt sofort neue Konflikte: Soll es mit Dir oder ohne Dich weitergehen?

9. Woche
Ouvertüre: Im Geisterhaus; noch mehr Trommeln!
Wochenthema: Selbstquälerei und Zählzwänge wollen die neuen Ungeheuerlichkeiten (Konsequenzen) in den Bann schlagen.

10. Woche
Ouvertüre: Bergauf - bergab und Kampf um die Macht.
Wochenthema: Die neue Strecke bleibt noch im dunkeln.

11. Woche... usw.

Wenn man einmal den Mut gefunden hat, das hochkomplexe Gruppengeschehen wie eine Skizze in großen Zügen nachzuzeichnen, springen einige Dinge wie von selbst ins Auge: Eine Entwicklungslinie umgreift alle Stunden. Wie eine Drehfigur, die ihren Wendepunkt in der 7. Woche nimmt. Das Ganze dreht *von Verstellen zu Herauskehren* und läuft dann in eine neue Richtung mit ihren eigenen Chancen und Begrenztheiten weiter. Eine solche Skizze in großen Zügen gleicht der rot bemalten Route einer Wanderkarte und zugleich von den Affekten her dem Libretto einer Komischen Oper (Opéra comique: eine mit gesprochenen Dialogen durchsetzte Spieloper). Damit hätten wir zugleich Charakteristika zur Typisierung des gemeinsamen Gruppenwerkes Kunst- und Musiktherapie.

Zusammenfassung

Ein solches kombiniertes Gruppenwerk - Kunst- und Musiktherapie - läßt sich typisieren mit dem Stichwort *Wanderoper*. Wie bei einer Oper geht es zu: "Das Opernhafte bringt das Vergnügliche und Dramatische, das Farbige und Musikalische, das Sich-Entwickelnde und -Verwickelnde des ganzen Betriebes angemessen heraus. Seelenoper bedeutet: Bei allen Tätigkeiten und Erlebnissen sind zugleich immer Kompositionen, Besetzungs-Pläne, Dreh-Bücher, Mitwirkende, Orchestrierungen, Zuschauer, Wirklichkeits-Ausschnitte, Bühnenbilder am Werk" (Salber 1991 S. 65).

Wie bei einer Wanderung geht es zu: "Wandern bildet sich als ein eigener Gegenstand aus, in dem sich Seelisches auf den Weg begibt." - "Das ist verbunden mit weiter, mit Tätigwerden, mit einer widerständigen Wirklichkeit." Das ist Perspektivenwechsel, Durchwandern, Ausbreitung, da sind Stolpersteine, die in Umsatz gebracht werden. "Das Wandern bahnt sich seinen Weg durch andere Gegenstände, durch Fremdes und Verlockendes, aber auch durch Angst-Wälder hindurch." (Salber 1991 S. 71)

Die Eindringlichkeit der selbstgespielten Töne, die Beschaubarkeit der selbstgemalten Bilder, die Interpretation all diesen Materials im Hinblick auf Übergänge, die zugleich mit vollem Einsatz zu verhindern gesucht wie zum Gelingen geführt werden, das sind die kunstnahen Medien des Gruppenwerkes, zu denen das Seelische, zu sich selbst zu finden, eingeladen wird.

Ziel und Inhalt eines solchen Gruppenwerkes ist die *Erfahrung von Verwandlung*, die Erfahrung von Stellenwechsel, von Transformation, von gelingendem Übergang, von entschiedener Wende, von erfolgreicher Drehung, von Neuorientierung, die bereichert. Der Inhalt einer seelischen Wanderoper ist das Anders-Werden, und zwar das Anders-Werden innerhalb bestehender Verhältnisse.

Literatur

Freud, S. (1900): Die Traumdeutung (Studienausgabe, Band II 1972) Frankfurt/M.

Grootaers, F. G. (1985): Gruppenmusiktherapie aus ganzheitlicher Sicht. Musiktherapeutische Umschau 6: 37-67

Imdahl, M. (1986): Wie eindeutig ist ein Kunstwerk? Dumont, Köln

Kandinsky, W. (1973): Punkt und Linie zu Fläche. Beuteli, Bern-Mümpliz

Kraft, H. (1984): Psychoanalyse, Kunst und Kreativität heute. Dumont, Köln

Lorenzer, A. (1970): Sprachzerstörung und Rekonstruktion. Suhrkamp, Frankfurt/M.

Lyotard, F.-J. (1986): Philosophie und Malerei im Zeitalter ihres Experimentierens. Merve, Berlin

Riedel, J. (1988): Bilder in Therapie, Kunst und Religion. Kreuz, Stuttgart

Salber, W. (1973): Entwicklungen der Psychologie Sigmund Freuds, Bd. I, Bouvier, Bonn

Salber, W. (1980): Konstruktion psychologischer Behandlung. Bouvier, Bonn

Salber, W. (1983): Psychologie in Bildern. Bouvier, Bonn

Salber, W. (1985): Tageslauf-Psychologie. Zwischenschritte, 4. Jahrgang 2: 45-55

Salber, W. (1986): Kunst-Psychologie-Behandlung. Bouvier, Bonn

Salber, W. (1987): Psychologische Märchenanalyse. Bouvier, Bonn

Salber, W. (1989): Der Alltag ist nicht grau. Bouvier, Bonn

Salber, W. (1991): Gestalt auf Reisen. Bouvier, Bonn

1. Bild

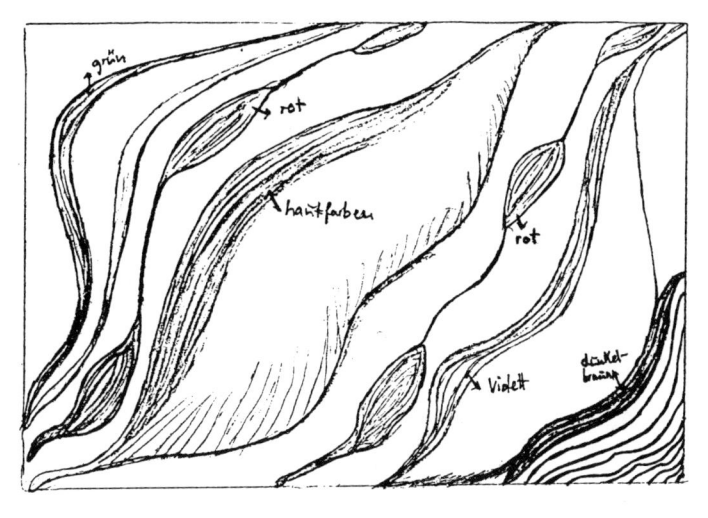

2. Bild

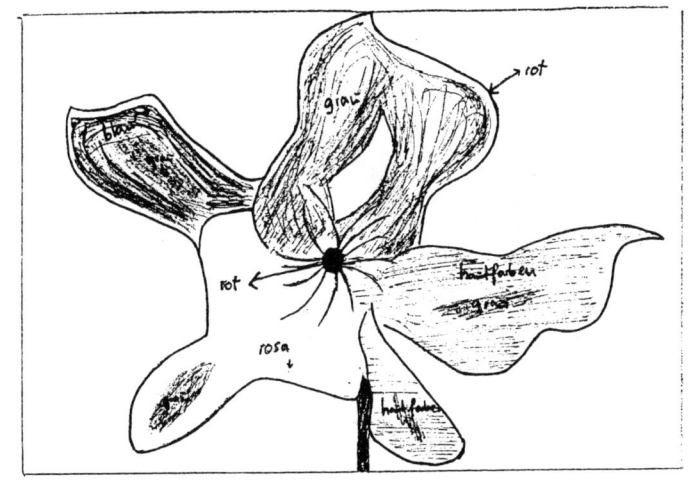

3. Bild

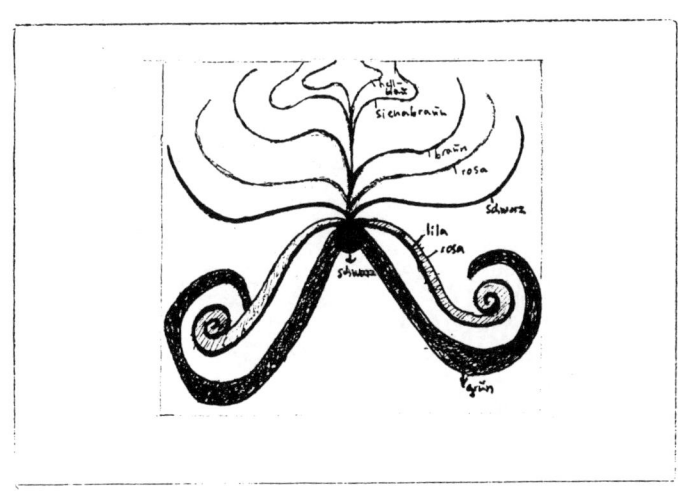

4. Bild

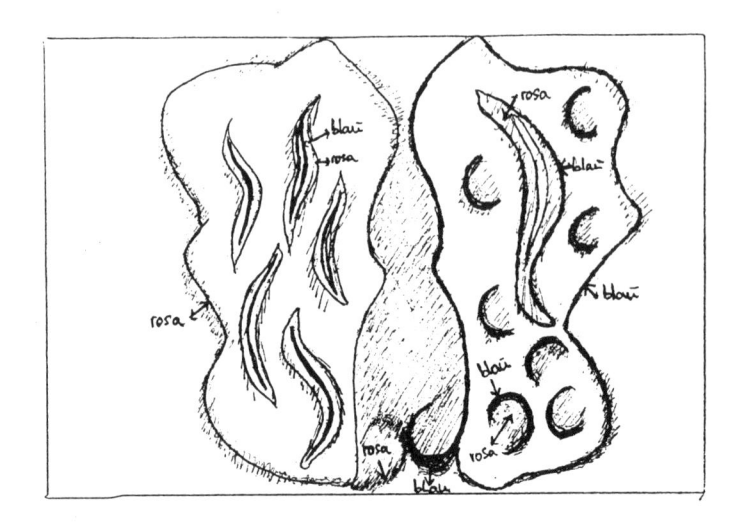

5. Bild

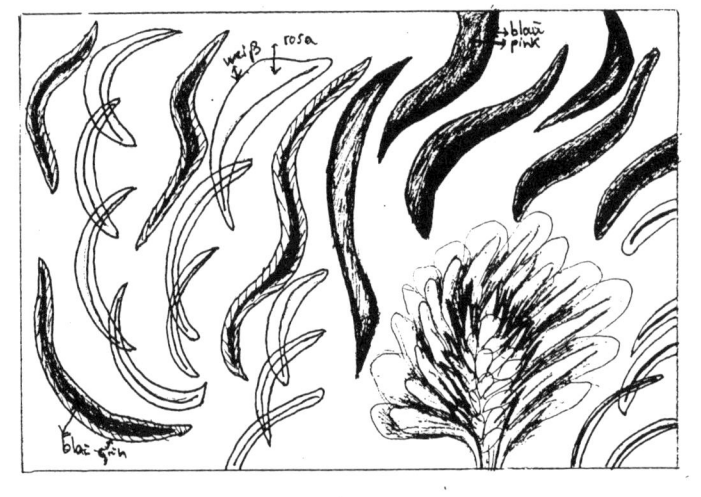

6. Bild

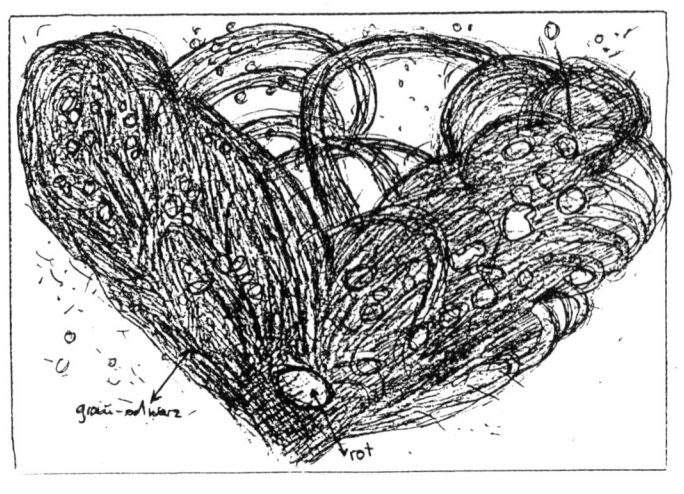

7. Bild

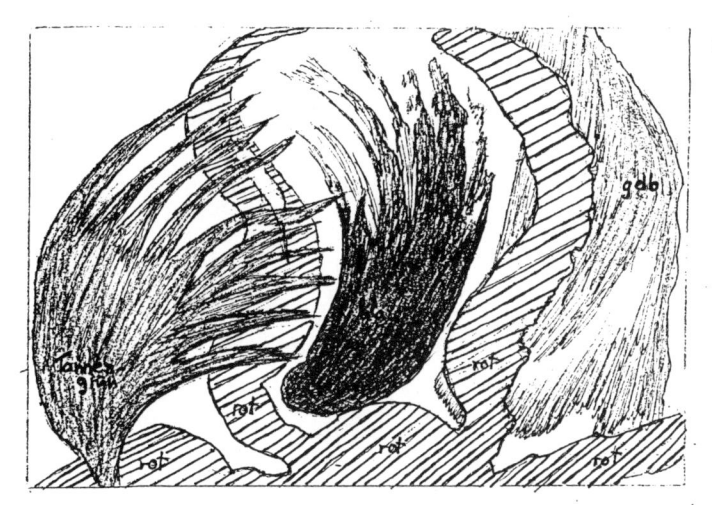

8. Bild

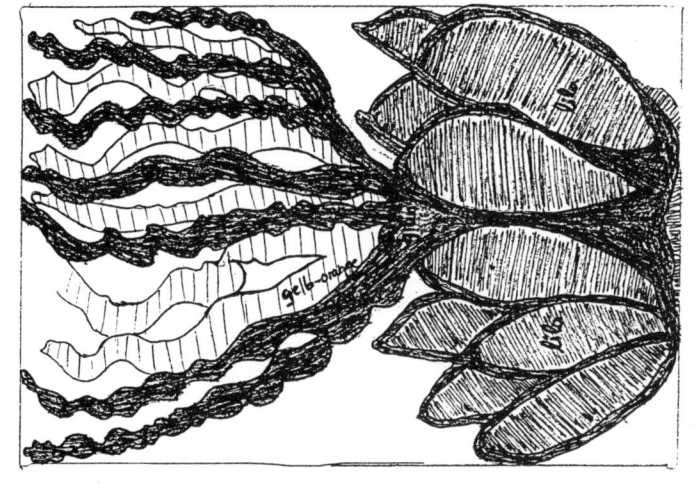

9. Bild

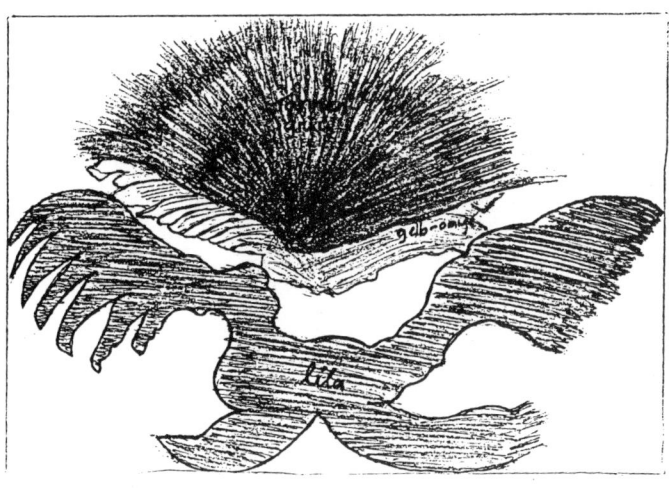

Zu den AutorInnen

DR. PHIL. DIRK BLOTHNER, geb. 1949
Dipl.-Psychologe, Psychoanalytiker (DGPT/DPG), Priv. Dozent, Film- und Medienforschung, Köln

MARTIN DEUTER, geb. 1953
Musiktherapeut am Furtbachkrankenhaus, Klinik für Psychiatrie und Psychotherapie, Stuttgart

ANKE ESCH, geb. 1959
Dipl.-Musiktherapeutin (FH) an der Psychiatrischen Tagesklinik, Neumünster

FRANK G. GROOTAERS, geb. 1943
Dipl.-Musiktherapeut an der Rheinklinik für psychosomatische Medizin, Bad Honnef

SYLVIA KUNKEL, geb. 1967
Dipl.-Musiktherapeutin an der Klinik und Poliklinik für Psychiatrie der Universität Münster

ULRIKE ROSNER, geb. 1961
Dipl.-Psychologin und Kunsttherapeutin an der Rheinklinik für psychosomatische Medizin, Bad Honnef

DR. PHIL. ROSEMARIE TÜPKER, geb. 1952
Dipl.-Musiktherapeutin, Leiterin des Zusatzstudienganges Musiktherapie an der Universität Münster

ULRICH WEST, geb. 1962
Dipl.-Psychologe. am Fachkrankenhaus für Suchtkrankheiten, Langenberg

MATERIALIEN
ZUR MORPHOLOGIE DER MUSIKTHERAPIE

herausgegeben vom Institut für Musiktherapie und Morphologie

Heft 1:
Musik und Behandlung - Modellierung seelischer Formenbildung.
3 Vorträge der Herbsttagung 1986
Autoren: F. Grootaers, T. Weber, E. Weymann (63 Seiten)

Heft 2: vergriffen

Heft 3:
Ist Theorie praktisch? - Erfahrung und Konstruktion in der Musiktherapie
4 Vorträge der Herbsttagung 1987
AutorInnen: F. Grootaers, R. Tüpker, T. Weber, E. Weymann (79 Seiten)

Heft 4:
Argumente - Argumentationshilfen für MusiktherapeutInnen
AutorInnen: F. Grootaers, M. Kühn, W. Przybilla, D. Sondermann, R. Tüpker, T. Weber, E. Weymann (61 Seiten)

Heft 5:
Spielen und Sprechen in der Musiktherapie
3 Vorträge der musiktherapeutischen Fachtagung Hamburg 1991
AutorInnen: H.J. Berk, M. Deuter, O. Teichmann-Mackenroth, R. Tüpker, E. Weymann (75 Seiten)

Heft 6:
Frank G. Grootaers: Fünf Vorträge über Musiktherapie und Morphologie in der Psychosomatik (103 Seiten)

Selbstkostenpreis pro Heft: 14,- DM + Versandkosten
Bezugsadresse: IMM-Münster, Goldstr. 58, 48565 Steinfurt